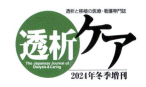

指導が楽になる！
患者の納得感が高まる！

透析ナースのための
患者説明シート98

花房 規男［編集］
東京女子医科大学 血液浄化療法科 教授

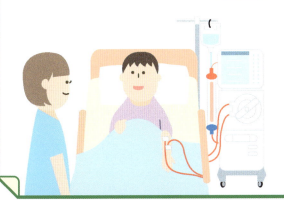

体重管理
食事管理
シャント管理
DLシートが
たっぷり！
etc.

▶ダウンロード

MCメディカ出版

はじめに

　多くの透析患者は、週に3回・4時間、数年から数十年にわたって透析療法を受けています。透析室スタッフは患者と頻繁に顔をあわせるからこそ、患者の変化にも気づきやすく、すぐに必要なケアにつなげることができます。これらは透析医療の大きな特徴ともいえます。一方、毎回の穿刺や患者からの質問への答え方、関係性などに悩みをもつ透析室スタッフも多くいます。

　本書は、透析に関連する知識についての医療従事者向け解説と、患者向けのダウンロードできる「患者説明シート」で構成しました。

　透析室スタッフ向け解説では、腎臓の構造・はたらきから、透析に関する検査・シャント管理・セルフケア指導、服薬管理、合併症、食事療法など、透析室スタッフが押さえておくべき知識について、第一線で活躍している先生方にていねいに解説いただきました。また、学んだ知識を患者・家族にわかりやすく説明できるよう、98種類の「患者説明シート」を掲載しています。透析室スタッフの自己学習や院内学習会の教材としてはもちろん、患者の納得感を高め、よりスムーズに患者指導を進めるためのツールとして、さまざまに活用いただけるのではないでしょうか。

　本書が、透析室スタッフ・透析患者双方が透析への理解を深め、ケアの質と生活の質（QOL）を高める一助となりますと幸いです。

2024年10月

東京女子医科大学 血液浄化療法科 教授　花房 規男

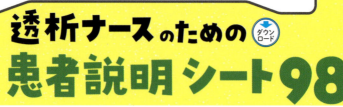

指導が楽になる！ 患者の納得感が高まる！
透析ナースのための患者説明シート98

- はじめに ··· 3
- 編集・執筆者一覧 ··· 9

第1章 腎臓と透析の基本

1 腎臓の構造・はたらき　14
- 腎臓の構造 ················ 18
- 腎臓のはたらき ············ 19
- 透析患者の腎臓　透析になると腎臓はどうなる？ ··············· 20

2 腎不全と透析　21
- 慢性腎臓病（CKD） ········ 27
- 尿毒症 ···················· 28

3 療法選択　29
- 透析導入にあたって ········ 35
- 末期腎不全（ESKD）の治療法 ···· 36
- 共同意思決定（SDM）／アドバンス・ケア・プランニング（ACP） ·········· 37

4 腎代替療法　38
- 血液透析（HD） ············ 45
- 腹膜透析（PD） ············ 46
- 腎移植 ···················· 47
- 血液透析（HD）患者の1週間 ···· 48
- 血液透析（HD）実施の流れ ···· 49
- 透析中にやってよいこと、やめたほうがよいこと ··············· 50

第2章 透析患者の検査・シャント・セルフケア

1 体液管理　52
- ドライウエイト（DW） ······ 58
- 実体重の変化とドライウエイト（DW）設定 ··············· 59

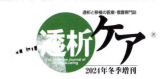

2 血圧管理 ... 60
- 血圧測定の重要性　血圧と死亡リスクの関係 ... 64
- 体液平衡異常と高血圧管理 ... 65

3 透析患者に必要な血液検査 ... 66
- 血液検査で何をみているの？／重要な血液検査項目①カリウム ... 71
- 重要な血液検査項目②ヘモグロビン、リン、カルシウム、副甲状腺ホルモン ... 72

4 透析患者に必要な画像・生理学的検査 ... 73
- 胸部エックス線検査 ... 78
- 腹部エックス線検査 ... 79
- コンピュータ断層撮影（CT）検査 ... 80
- 心電図検査 ... 81
- 心臓超音波（エコー）検査 ... 82

5 感染対策 ... 83
- 透析と感染症 ... 87
- 透析時に行われている感染対策 ... 88
- 自宅での感染対策 ... 89

6 バスキュラーアクセス（VA）と穿刺 ... 90
- バスキュラーアクセス（VA） ... 96
- シャントの保護に必要な対策 ... 97
- 穿刺 ... 98
- 穿刺の痛みをやわらげるには ... 99

7 シャントトラブルの予防・対策 ... 100
- シャントが狭くなる（シャントの狭窄） ... 112
- シャントがつまる（シャントの閉塞） ... 113
- シャントにばい菌がつく（シャント感染） ... 114
- シャントにこぶができる（シャント瘤化） ... 115
- 手や指が腫れる（静脈高血圧症） ... 116
- 手や指が冷たく紫色になる（スチール症候群） ... 117

8 緊急時の対応・災害対策・生活指導 ... 118
- 大きな災害が起こったら、まず何をする？ ... 122
- ふだんからの災害への備え ... 123
- 災害が起こったときの心がまえ ... 124

第3章
薬の疑問

1 透析患者の薬の基本　126
- たくさんの薬が処方される理由……………………………………131

2 血液透析（HD）にかかわる薬の注意点　132
- 局所麻酔薬とは……………137
- 抗凝固薬とは……………138

3 透析患者の合併症の治療に使用される薬の注意点　139
- 腎性貧血治療薬……………144
- 骨・ミネラル代謝異常治療薬……………145
- カリウム抑制薬……………146
- 昇圧薬／降圧薬……………147
- 皮膚掻痒症治療薬……………148
- 抗菌薬……………149
- 漢方薬……………150

4 透析患者が注意しておきたいそのほかの薬　151
- おくすり手帳の活用……………156
- 他科で処方された薬……………157
- 市販薬……………158
- 睡眠薬……………159
- 抗うつ薬……………160
- サプリメント……………161

第4章
合併症とその対策

1 腎性貧血　164
- 透析と貧血……………168
- 鉄欠乏性貧血とは……………169
- 腎性貧血とは……………170

2 慢性腎臓病に伴う骨・ミネラル代謝異常（CKD-MBD）　171
- 慢性腎臓病に伴う骨・ミネラル代謝異常（CKD-MBD）とは……………176
- 副甲状腺ホルモン（PTH）とは……………177

3 便秘　178
- 透析と便秘……………184
- 便秘の対策……………185

4 かゆみ　186
- 透析とかゆみ……………191
- かゆみの対策……………192

5 倦怠感   193

- 疲労感 ········· 198
- 倦怠感への対策 ········· 199

6 筋けいれん   200

- 透析と下肢つり ········· 206
- 下肢つりの対策 ········· 207

7 そのほかに注意すべき合併症   208

- 透析アミロイドーシス ········· 213
- 頭痛、吐き気 ········· 214
- 不整脈 ········· 215

8 サイコネフロロジー   216

- 不眠が続くとき ········· 222
- 不安を感じるとき ········· 223
- 気分が落ち込むとき ········· 224

第5章
食事指導

1 低栄養の予防・対策   226

- 適切な1日のエネルギー量 ········· 232
- エネルギーを増やす工夫 ········· 233
- エネルギーを減らす工夫 ········· 234
- 飲み込む力が低下している場合 ······· 235

2 生活指導   236

- 食塩と体液の関係 ········· 241
- 減塩の工夫 ········· 242
- 透析と水分摂取 ········· 243
- 喉の渇きへの対策 ········· 244

3 低リン血症・高リン血症   245

- リンのはたらき ········· 249
- リンをとりすぎるとどうなるか ········· 250
- リンを減らす工夫 ········· 251

4 低カリウム血症・高カリウム血症   252

- カリウムのはたらき ········· 256
- カリウムをとりすぎるとどうなるか ········· 257
- カリウムを減らす工夫 ········· 258

5 外食・中食・間食の工夫　　259

- 栄養成分表示の見方……………266
- 中食の工夫……………………268
- 宅配食のススメ………………270
- 外食の工夫……………………267
- 間食の工夫……………………269

6 飲酒・喫煙の注意　　271

- お酒は飲んでもよいの？………275
- 禁煙のススメ…………………277
- 上手に飲酒するポイント………276

- INDEX……………………………278
- 資料ダウンロード方法……………279

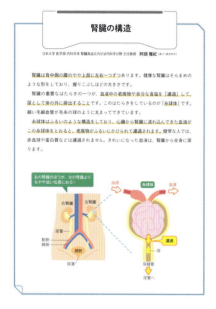

このデザインのページは「**患者説明シート**」（全98項目）としてダウンロードできます。患者指導の資料として印刷して患者さんにわたしたり、自己学習・院内学習会の資料にしたりなど、ぜひご活用ください！

表紙・本文デザイン／HON DESIGN　　イラスト／中村 恵子、ホンマ ヨウヘイ

編集・執筆者一覧

● 編集

花房 規男 (はなふさ・のりお)　東京女子医科大学 血液浄化療法科 教授

● 執筆者一覧 〔50音順〕

阿部 雅紀 (あべ・まさのり)　日本大学 医学部 内科学系 腎臓高血圧内分泌内科学分野 主任教授
————————————————————————— 第1章1・2

石井 信伍 (いしい・しんご)　東邦大学医療センター佐倉病院 腎臓学講座 ————— 第2章1・2

石井 有理 (いしい・ゆり)　東京女子医科大学病院 栄養管理部 ————————— 第5章5・6

伊丹 秀作 (いたみ・しゅうさく)　医療法人友秀会伊丹腎クリニック ———— 第1章3、第4章5

伊丹 儀友 (いたみ・のりとも)　医療法人友秀会伊丹腎クリニック 院長 —— 第1章3、第4章5

市川 和子 (いちかわ・かずこ)　医療法人社団仁明会おさふねクリニック 栄養科 顧問 —— 第5章3・4

伊東 稔 (いとう・みのる)　医療法人社団清永会矢吹病院 副院長 ——————— 第2章3

位田 文香 (いんでん・あやか)　浜松医科大学医学部附属病院 栄養部 主任管理栄養士 ——— 第5章1

太田 達也 (おおた・たつや)　社会医療法人宏潤会大同病院 薬剤部 副部長 ——— 第3章3

大武 陽一 (おおたけ・よういち)　たけお内科クリニック からだと心の診療所 院長 ——— 第4章8

大橋 靖 (おおはし・やすし)　東邦大学医療センター佐倉病院 腎臓学講座 教授 ——— 第2章1・2

奥田 純平 (おくだ・じゅんぺい)　東邦大学医療センター佐倉病院 腎臓学講座 ——— 第2章1・2

加藤 明彦 (かとう・あきひこ)　浜松医科大学医学部附属病院 血液浄化療法部 部長／

病院教授／栄養部 部長 ——————————————— 第5章1

鎌田 直博 (かまだ・なおひろ)　医療法人社団大誠会 薬剤部 ——————— 第3章1

上條 祐司 (かみじょう・ゆうじ)　信州大学医学部附属病院 腎臓内科 科長／診療教授 ——— 第2章4

菊地 勘 (きくち・かん)　医療法人社団豊済会下落合クリニック 理事長／院長 ——— 第2章5

倉賀野 隆裕 (くらがの・たかひろ)　兵庫医科大学 循環器・腎透析内科学 教授 ——————— 第4章1

小塚 和美 (こづか・かずみ)　東海大学 医学部 内科学系 腎内分泌代謝内科学 ——————— 第4章2

駒場 大峰 (こまば・ひろたか)　東海大学 医学部 内科学系 腎内分泌代謝内科学 教授／診療科長／

腎・血液透析センター長 ——————————————— 第4章2

酒井 謙 (さかい・けん)　　　　東邦大学 医学部 医学科 腎臓学講座 教授 ——————— 第1章4

柴田 了 (しばた・りょう)　　　久留米大学 医学部 内科学講座腎臓内科部門 准教授／

　　　　　　　　　　　　　　　腎臓センター主任／外来医長 ——————————— 第4章6

鈴木 裕介 (すずき・ゆうすけ)　東邦大学医療センター佐倉病院 腎臓学講座 ——— 第2章1・2

住田 圭一 (すみだ・けいいち)　テネシー大学 ヘルスサイエンスセンター 腎臓内科 ——— 第4章3

瀬戸 由美 (せと・ゆみ)　　　　食支援みそら／医療法人薬師会まるき内科クリニック 管理栄養士

　　　　　　　　　　　　　　　————————————————————————— 第5章2

添石 遼平 (そえいし・りょうへい)　八王子薬剤センター薬局 薬局長／腎臓病療養指導士 ——— 第3章4

髙橋 禎 (たかはし・さだむ)　　東邦大学医療センター佐倉病院 腎臓学講座 ——— 第2章1・2

高橋 直子 (たかはし・なおこ)　医療法人あかね会大町土谷クリニック 院長 ——— 第4章4

田中 章郎 (たなか・あきお)　　社会医療法人宏潤会大同病院 薬剤部 薬剤部長／薬剤科長／

　　　　　　　　　　　　　　　社会医療法人宏潤会だいどうクリニック 診療部 薬剤科長／

　　　　　　　　　　　　　　　腎臓病薬物療法専門薬剤師／腎臓病療養指導士 ——— 第3章3

田中 辰樹 (たなか・たつき)　　東邦大学医療センター佐倉病院 腎臓学講座 ——— 第2章1・2

長沼 俊秀 (ながぬま・としひで)　大阪公立大学大学院 医学研究科 泌尿器病態学 講師 ——— 第2章7

日髙 舞 (ひたか・まい)　　　　東邦大学医療センター佐倉病院 腎臓学講座 ——— 第2章1・2

深水 圭 (ふかみ・けい)　　　　久留米大学 医学部 内科学講座腎臓内科部門 主任教授／

　　　　　　　　　　　　　　　腎臓センター長 ————————————————— 第4章6

藤井 麻紀子 (ふじい・まきこ)　久留米大学 医学部 内科学講座腎臓内科部門 助教／

　　　　　　　　　　　　　　　腎臓センター ————————————————— 第4章6

古川 智士 (ふるかわ・さとし)　東邦大学 医学部 医学科 腎臓学講座 ——————— 第1章4

古田 麻衣子 (ふるた・まいこ)　半田市立半田病院 薬剤科 腎臓病薬物療法認定薬剤師 ——— 第3章3

森上 辰哉 (もりがみ・たつや)　医療法人正治会かいべ循環器・透析クリニック 技術顧問／

　　　　　　　　　　　　　　　血液浄化専門臨床工学技士 ————————————— 第2章6

安田 知弘 (やすだ・ともひろ)　日本赤十字社愛知医療センター名古屋第二病院 薬剤部 ——— 第3章3

山川 智之 (やまかわ・ともゆき)　特定医療法人仁真会白鷺病院 理事長 ——————— 第2章8

山﨑 恵介	（やまざき・けいすけ）	東邦大学医療センター佐倉病院 腎臓学講座	第2章1・2
山下 直哉	（やました・なおや）	医療法人友秀会伊丹腎クリニック 透析室 部長	第1章3、第4章5
山本 卓	（やまもと・すぐる）	新潟大学医歯学総合病院 血液浄化療法部 准教授	第4章7
吉田 拓弥	（よしだ・たくや）	特定医療法人仁真会白鷺病院 薬剤科 主任	第3章2
吉田 規人	（よしだ・のりひと）	東邦大学医療センター佐倉病院 腎臓学講座	第2章1・2

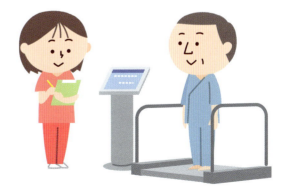

第1章

腎臓と
透析の基本

1 腎臓の構造・はたらき

日本大学 医学部 内科学系 腎臓高血圧内分泌内科学分野 主任教授　**阿部 雅紀**（あべ・まさのり）

腎臓の構造

腎臓とは

　腎臓は背中側の腰のやや上部に左右一つずつあります。健康な腎臓はそらまめのような形をしており、握りこぶしほどの大きさです 図1 。

　腎臓の重要なはたらきの一つに、血液中の老廃物や余分な食塩を「濾過」し、尿として体の外に排出するはたらきがあります。このはたらきをしているのが糸球体です。細い毛細血管が毛糸の球のように丸まってできていることから、「糸球体」とよばれます 図1 。糸球体はふるいのような構造をしており、心臓から腎臓に流れ込んできた血液が、この糸球体をとおると、老廃物がふるいにかけられて濾過されます。健常な人では、赤血球や蛋白質などは濾過されません。きれいになった血液は、腎臓から全身に戻ります。

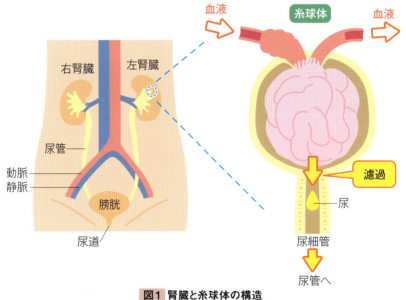

図1 腎臓と糸球体の構造

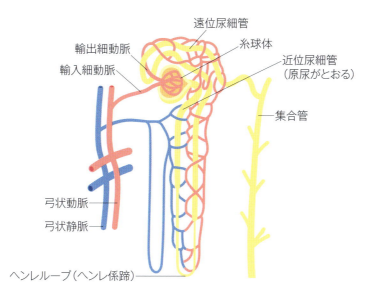

図2 ネフロンの構造

尿細管とは

　尿は最初に尿細管に流れていきます。尿細管は、糸球体で濾過されたけれど体に必要なものを再び吸収してくれる機能をもっています 図1 。尿細管は近位尿細管、ヘンレループ（ヘンレ係蹄）、遠位尿細管、集合管で構成されています 図2 。重要なものを逃がさない機能をもっています。糸球体と尿細管で構成されるのがネフロンです。このネフロンは一つの腎臓に約100万個あります。

　尿は尿細管から尿管、膀胱へと流れていきます。膀胱は尿をためておく場所です。膀胱がいっぱいになると私たちは尿意を感じ、トイレに行き、尿が体の外に排泄されます。

腎臓のはたらき

体液の濃度を一定に保つはたらき

　腎臓は老廃物（尿毒素）や過剰に摂取しすぎた食塩や水分を排泄し、体液を一定に保つ機能をつかさどっています 表 。体内に水分が多ければ尿をたくさんつくり、体内の水分が少なければ尿をあまりつくらないようにしています。そのため、体重は通常、一定に保たれています。また、血液が弱アルカリ性になるように、腎臓が調節してくれています。

表 腎臓のはたらき

老廃物の排泄と体液のバランスを保つ	
老廃物の排泄	老廃物を尿として排泄する
体液の調節	尿を多くしたり少なくしたり、体内の水分量を一定に保つ
電解質の調節	ナトリウム、カリウム、カルシウム、リンを調節する
酸塩基の調節	血液を弱アルカリ性に保つ
ホルモンを分泌する	
エリスロポエチンの分泌	赤血球を増やす。造血ホルモンを分泌する
ビタミンDの活性化	ビタミンDを活性化して骨を丈夫にする
レニンの分泌	血圧を調整するホルモンを分泌する

老廃物は酸性のものが多いため、腎臓が悪くなると血液は酸性に傾いてしまいます。腎臓には老廃物を体外に排出するほかにも、体内のバランスを一定に維持するために重要なホルモンを産生する役割があります。

ホルモン分泌臓器としてのはたらき

腎臓は、ホルモンを分泌する臓器としての役割も担っています。赤血球をつくる造血ホルモンであるエリスロポエチン（erythropoietin；EPO）を産生します。腸管からカルシウム（Ca）やリン（P）を吸収して骨を丈夫にするためには、活性化されたビタミンDの力が必要です。腎臓はビタミンDを活性化しています。血圧が下がりすぎたときには、血圧を上昇させるレニンを分泌します。

透析患者の腎臓　透析になると腎臓はどうなるか

透析導入直後では尿はつくられていますが、老廃物があまり含まれていない尿ということになります。透析期間が長くなると徐々に尿量は減少し、乏尿（1日400mL未満）となり、いずれ無尿（1日100mL未満）となり、最終的には0mLになります。それに伴い、表 に示した腎臓の機能がほぼ廃絶されることになります。食べたものや飲んだものをすべて排泄できなくなるため、体の中にナトリウム（Na）やカリウム（K）、余分な水分、老廃物がたまってしまうことになります。老廃物が蓄積することで、血液は酸性に傾きます。EPOが産生されなくなり、貧血となります。ビタミンDも活性化できなくなるため、低カルシ

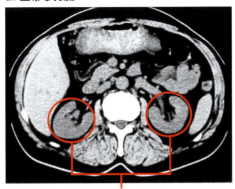 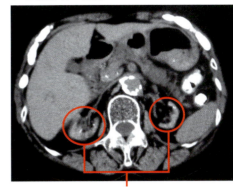

a. 正常な腎臓　　　　　　　　　b. 透析患者の腎臓

正常な腎臓の大きさ　　　　　　萎縮した腎臓

図3 正常な腎臓と透析患者の腎臓（CT画像）

ウム血症になります。

　また、透析になると血流は乏しくなり、腎臓自体は使われなくなるので、腎臓の大きさも徐々に小さくなります 図3 。

腎臓の構造

日本大学 医学部 内科学系 腎臓高血圧内分泌内科学分野 主任教授　**阿部 雅紀**（あべ・まさのり）

　腎臓は背中側の腰のやや上部に左右一つずつあります。健康な腎臓はそらまめのような形をしており、握りこぶしほどの大きさです。

　腎臓の重要なはたらきの一つが、血液中の老廃物や余分な食塩を「濾過」して、尿として体の外に排出することです。このはたらきをしているのが「糸球体」です。細い毛細血管が毛糸の球のように丸まってできています。

　糸球体はふるいのような構造をしており、心臓から腎臓に流れ込んできた血液がこの糸球体をとおると、老廃物がふるいにかけられて濾過されます。健常な人では、赤血球や蛋白質などは濾過されません。きれいになった血液は、腎臓から全身に戻ります。

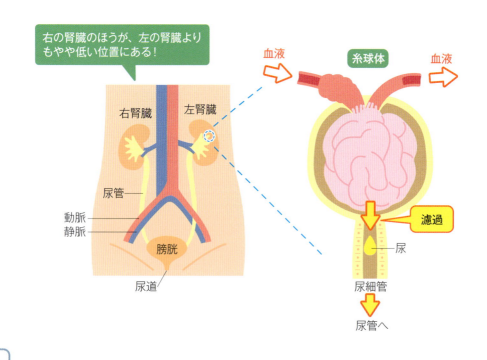

腎臓のはたらき

日本大学 医学部 内科学系 腎臓高血圧内分泌内科学分野 主任教授　阿部 雅紀（あべ・まさのり）

● **体液の濃度を一定に保つ**

　腎臓は、老廃物（尿毒素）や過剰に摂取しすぎた食塩や水分を排泄し、電解質（カリウム［K］、リン［P］など）をコントロールして、体液を一定に保つ役割を担っています。体内に水分が多ければ尿をたくさんつくり、体内の水分が少なければ尿をあまりつくらないようにしています。そのため、体重は通常、一定に保たれています。

　また、腎臓は血液が弱アルカリ性になるように調節しています。老廃物は酸性のものが多いため、腎臓が悪くなると血液は酸性に傾いてしまいます。

● **ホルモンを分泌する**

　腎臓はホルモンを分泌する臓器としての役割も担っています。赤血球をつくる造血ホルモンであるエリスロポエチン（EPO）を産生します。腸管からカルシウム（Ca）やリン（P）を吸収して骨を丈夫にするために必要な、ビタミンDを活性化させています。血圧が下がりすぎたときには、血圧を上昇させるレニンを分泌します。

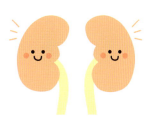

透析患者の腎臓
透析になると腎臓はどうなる？

日本大学 医学部 内科学系 腎臓高血圧内分泌内科学分野 主任教授　**阿部 雅紀**（あべ・まさのり）

● **尿量の減少**

透析導入直後は尿はつくられていますが、透析期間が長くなると徐々に尿量は減少します。乏尿（1日400mL未満）となり、いずれ無尿（1日100mL未満）となり、最終的には0mLになります。

● **老廃物の蓄積**

透析患者さんは腎臓の機能がすべて廃絶されて、食べたものや飲んだものを尿からすべて排泄できなくなります。そのため、体の中にナトリウム（Na）やカリウム（K）、余分な水分、老廃物がたまってしまいます。

● **合併症**

- 老廃物が蓄積することで、血液は酸性に傾きます。
- 赤血球をつくる造血ホルモンであるエリスロポエチン（EPO）が産生されなくなり、貧血となります。
- カルシウム（Ca）やリン（P）を吸収して骨を丈夫にするために必要なビタミンDを活性化できなくなるため、低カルシウム血症になります。

● **腎臓が小さくなる**

透析になると血流は乏しくなり、腎臓自体が使われなくなるため、腎臓の大きさは徐々に小さくなります。

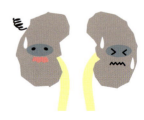

2 腎不全と透析

日本大学 医学部 内科学系 腎臓高血圧内分泌内科学分野 主任教授　**阿部 雅紀**（あべ・まさのり）

慢性腎臓病（CKD）

慢性腎臓病（CKD）とは

慢性腎臓病（chronic kidney disease；CKD）とは、腎臓の障害もしくは腎機能低下が3か月以上持続している状態の総称です。

「腎臓の障害」とは、蛋白尿や腎形態異常を指します。「腎機能低下」とは、糸球体濾過量（glomerular filtration rate；GFR）が60mL/分/1.73m² 未満を指します。そのため、CKDは 図1 のように、蛋白尿とGFRの二つを同時に測定することで診断します。

尿の異常

通常、腎臓の糸球体から血液中の蛋白や赤血球などは濾過されません。そのため、健常な人は尿検査を行っても、尿に蛋白は漏れておらず、尿蛋白はかならず（−）です 図2 。また、赤血球も漏れていませんので、尿潜血は（−）です。

---

①尿蛋白陽性（+）
腎臓の糸球体が障害されると、体に必要な蛋白が尿の中に漏れてしまう

---

②GFR 低下（↓）
- GFRは腎臓のはたらきを評価する指標で、腎臓がどれくらいの老廃物を排泄できるかを示している
- 血清クレアチニン（Cr）値と性別、年齢から推算される
- GFRが低いほど腎臓のはたらきが低下していることになる

---

①尿蛋白陽性や②GFR 60mL/分/1.73m² 未満が3か月以上持続
CKD＝慢性腎臓病

　図1 CKDの診断基準

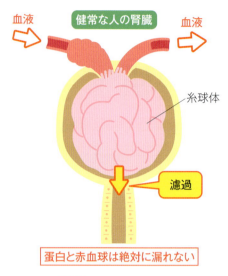

図2 通常は尿蛋白（−）

　しかし、尿に蛋白や赤血球が漏れているということは、糸球体が壊れているのかもしれません。とくに、尿蛋白が重要です。糸球体が壊れていると、それに応じて尿蛋白の量が増えるためです。

　CKDのなかでも慢性糸球体腎炎や糖尿病性腎症（diabetic nephropathy：DN）の場合、最初に尿の異常が認められ、その後にGFRが低下していくことが多いです。そのため、尿検査はCKDの早期発見につながる重要な検査ということになります。

糸球体濾過量（GFR）

　腎臓の機能を表す指標として、血清クレアチニン値をもとにGFRを推定した、推算糸球体濾過量（estimated glomerular filtration rate；eGFR）が用いられます。

　GFRは糸球体が1分間にどれくらいの血液を濾過して尿をつくれるかを示す値です。このGFRは血液中の老廃物の指標であるクレアチニンを測定します。クレアチニンは筋肉が壊れたときに出る老廃物であり、腎臓が正常であればクレアチニンは尿に排泄されているため、通常1.0mg/dLを超えることはなく、0.5〜0.9mg/dLと非常に低い濃度で保たれています。そのため、腎臓の機能が低下すると、血液中のクレアチニン濃度が高くなります。

　現在、血清クレアチニン濃度・年齢・性別の三つがわかれば、GFRを自動的に計算できます。この値をeGFRといいます。健常な人では、eGFRは100mL/分/1.73m^{2}前後ですが、蛋白尿などの腎障害がなくとも、60mL/分/1.73m^{2}未満が持続していればCKDと診断されます。

CKDの重症度分類

CKDの重症度は蛋白尿区分とGFR区分の二つで構成され、同時に測定したそれぞれの値がどこに該当するかで重症度を分類します。**表**[1]の緑に該当すれば正常ですが、黄色、オレンジ色、赤色はいずれもCKDに該当し、色が変わるに従い、透析導入にあたる末期腎不全（end-stage kidney disease；ESKD）だけでなく、死亡や心血管疾患（cardiovascular disease；CVD）の発症リスクが高くなることを意味しています。DNの場合は尿蛋白の代わりにアルブミン（Alb）尿で評価します。

CKDにはかならず原因となる疾患があります。代表的なものがDN、高血圧性腎硬化症、慢性糸球体腎炎です。透析に至る原疾患でもっとも多いのがDN、次に高血圧性腎硬化症、慢性糸球体腎炎の順です**図3**[2]。GFRが90mL/分/1.73m²以上であっても、高血圧、糖尿病、脂質異常症、肥満、喫煙習慣などのCKDになりやすい危険因子をもっている人はハイリスク群であり、注意が必要です。

表 CKDの重症度分類（文献1より一部改変）

原疾患	蛋白尿区分		A1	A2	A3
糖尿病関連腎臓病	尿アルブミン定量（mg/日）尿アルブミン/Cr比（mg/gCr）		正常	微量アルブミン尿	顕性アルブミン尿
			30 未満	30 ～ 299	300 以上
高血圧性腎硬化症 腎炎 多発性嚢胞腎 移植腎 不明 そのほか	尿蛋白定量（g/日）尿蛋白/Cr比（g/gCr）		正常	軽度蛋白尿	高度蛋白尿
			0.15 未満	0.15～0.49	0.50 以上
GFR区分（mL/分/1.73m²）	G1	正常または高値 ≧90	正常		
	G2	正常または軽度低下 60～89	正常		
	G3a	軽度～中等度低下 45～59			
	G3b	中等度～高度低下 30～44	慢性腎臓病（CKD）		
	G4	高度低下 15～29			
	G5	高度低下～末期腎不全 ＜15			

重症度は原疾患・GFR区分・蛋白尿区分を合わせたステージにより評価する。CKDの重症度は死亡、末期腎不全、心血管死亡発症のリスクを緑のステージを基準に、黄、オレンジ、赤の順にステージが上昇するほどリスクは上昇する。

（KDIGO CKD guideline 2012 を日本人用に改変）

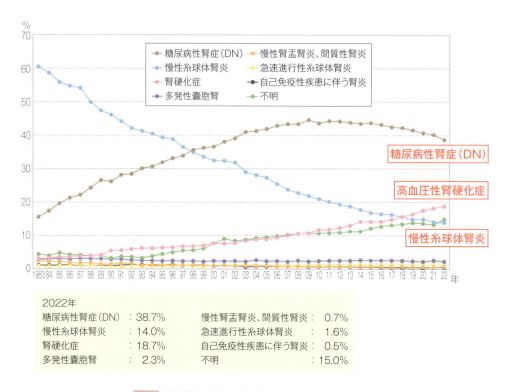

図3 透析導入患者の主要原疾患（文献2を参考に作成）

慢性腎不全（CRF）

末期腎不全（ESKD）

　以前は、数か月から数十年かけて腎機能が徐々に低下した状態を、慢性腎不全（chronic renal failure；CRF）と定義していました。CRFになると、腎機能の回復は見込めず、高度な腎機能低下では多くが末期腎不全（end-stage kidney disease；ESKD）へと進行し、最終的には腎代替療法（renal replacement therapy；RRT）が必要になる病態とされていました。

　しかし現在ではCKDが用いられるようになったため、CRFという用語は使用されなくなりました。また、以前はGFR 15mL/分/1.73m^{2}未満をESKDとし、RRTを導入する時期として定義されていました。しかし、日本では15mL/分/1.73m^{2}未満となった場合、透析療法などの準備が必要になるものの、実際には導入には至っていない患者が多く存在するため、現在では「高度低下～末期腎不全」へと変更されています。

尿毒症のおもな症状

■尿毒素とは

　ESKDになると、尿量が低下する場合もあります。ここまで進むと、極度の腎機能の低下によって、排泄されるべき水分やさまざまな物質（尿毒素）が血液中にたまる、尿毒症の状態になります。尿毒症の影響は全身に現れます。赤血球の産生ができなくなり、貧血が生じます。赤血球は全身へ酸素を運ぶ役割を担っているので、心臓の負担が増え、心不全を招きます。腎機能が低下すると、過剰な食塩や水分を体の外に排出できなくなり、通常は下肢にむくみが出現してきます。場合によっては肺に水がたまり、呼吸が苦しくなる肺水腫も起こります。

■尿毒素が増えすぎるとどうなるのか

　尿毒素が増えすぎると、食欲低下や悪心、嘔吐、下痢などの消化器症状、イライラ感、頭痛、無気力、倦怠感、意識障害、睡眠障害などが出現します。また、出血しやすくなったり、けいれん、下肢つり（こむら返り）、しびれ感などが起こったりします。そのほかにも、夜間頻尿やかゆみ、寒気などを感じるようになります。このように尿毒症の症状は多彩です 図4 。

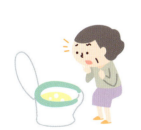
夜間の頻尿、尿の泡立ち

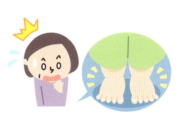
足や全身がむくむ

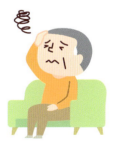
貧血、体がだるい

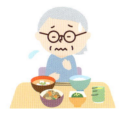
食欲がない

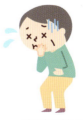
吐き気がある

図4 尿毒症のさまざまな症状

患者によって、出現する症状は異なります。食欲低下や倦怠感などは年齢のせいだと思っている人も多いのですが、実は尿毒症の症状であることが多いのです。

透析の準備と導入のタイミング

尿毒症は心不全などから命にかかわる場合があり、一般的にはGFR 15mL/分/1.73m^{2}未満の状態になると、RRTの準備をはじめることになります。実際に透析を開始するのはGFR 10mL/分/1.73m^{2}未満になってからが多いです。つまり、GFRが1桁になったら透析をはじめます。

RRTを提案されると、最初は誰でも抵抗を感じるものです。しかし、腎機能が低下すると体内に尿毒素が蓄積し、食欲の低下や悪心、むくみ、不整脈、心不全などさまざまな症状が起こります。高カリウム（K）血症から命の危険にさらされることもあります。RRTによってこうした問題が改善し、体調がよくなり、元気に暮らすことも十分可能ですので、前向きに考えるよう、患者に伝えましょう。

引用・参考文献
1) 日本腎臓学会編. "CKD重症度分類". CKD診療ガイド2024. 東京, 東京医学社, 2024, 8.
2) 日本透析医学会. わが国の慢性透析療法の現況（2022年12月31日現在）. 日本透析医学会雑誌. 56（12）, 2023, 473-536.

慢性腎臓病（CKD）

日本大学 医学部 内科学系 腎臓高血圧内分泌内科学分野 主任教授　**阿部 雅紀**（あべ・まさのり）

● 慢性腎臓病（CKD）とは

慢性腎臓病（CKD）とは、腎臓の障害もしくは腎機能低下が3か月以上持続している状態の総称です。「腎臓の障害」とは、蛋白尿や腎形態異常を指します。「腎機能低下」とは、糸球体濾過量（GFR）が60mL/分/1.73m²未満を指します。GFRは、糸球体が1分間にどれくらいの血液を濾過して尿をつくれるかを示します。

● CKDの指標

腎臓の機能を表す指標として、血清クレアチニン（Cr）値をもとにGFRを推定した、推算糸球体濾過量（eGFR）が用いられます。

健常な人では、eGFRは100mL/分/1.73m²前後ですが、蛋白尿などの腎障害がなくとも、60mL/分/1.73m²未満が持続していればCKDと診断されます。

● CKDの原因

CKDには、かならず原因となる疾患があります。糖尿病性腎症（DN）＞高血圧性腎硬化症＞慢性糸球体腎炎の順に、原因となることが多いです。

GFRが90mL/分/1.73m²以上であっても、高血圧、糖尿病、脂質異常症、肥満、喫煙習慣などのCKDになりやすい危険因子をもっている人はハイリスク群であり、注意が必要です。

● 尿の異常

CKDによって糸球体が壊れると、尿に蛋白や赤血球が漏れ出てきます。

とくに、糸球体が壊れているとそれに応じて尿蛋白の量が増えるため、尿蛋白の値が重要です。尿検査はCKDの早期発見につながる重要な検査といえます。

尿毒症

日本大学 医学部 内科学系 腎臓高血圧内分泌内科学分野 主任教授　阿部 雅紀（あべ・まさのり）

●尿毒症とは

　高度な腎機能低下が進行すると、多くの場合、末期腎不全となります。末期腎不全になると、極度の腎機能の低下によって、排泄されるべき水分やさまざまな物質（尿毒素）が血液中にたまる尿毒症の状態になります。

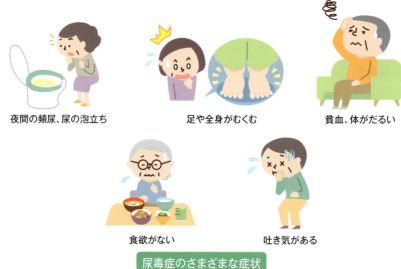

夜間の頻尿、尿の泡立ち　　足や全身がむくむ　　貧血、体がだるい

食欲がない　　吐き気がある

尿毒症のさまざまな症状

●腎代替療法（RRT）の導入

　尿毒症は心不全などから命にかかわる場合があります。一般的にはGFR 15mL/分/1.73m^2未満の状態になると、腎代替療法（RRT／透析、腎移植のこと）の準備をはじめます。実際に透析を開始するのはGFR 10mL/分/1.73m^2未満になってからが多いです。

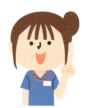

以前は、数か月から数十年かけて腎機能が徐々に低下した状態を、慢性腎不全（CRF）と定義していました。しかし、現在では慢性腎臓病（CKD）という用語が用いられるようになり、慢性腎不全という用語は使用されなくなりました

療法選択

医療法人友秀会伊丹腎クリニック 院長　**伊丹 儀友**（いたみ・のりとも）
医療法人友秀会伊丹腎クリニック　**伊丹 秀作**（いたみ・しゅうさく）
医療法人友秀会伊丹腎クリニック 透析室 部長　**山下 直哉**（やました・なおや）

はじめに

連続して腎機能が低下して推算糸球体濾過量（estimated glomerular filtration rate；eGFR）が30mL/分/1.73m^{2}未満になった時点から、将来さらに腎機能が悪化して、命にかかわる状態（末期腎不全［end-stage kidney disease；ESKD］）になったときに、腎機能を代替する治療である腎代替療法（renal replacement therapy；RRT）を決める必要があります[1]。

以前は、医療従事者が患者によいと考えた治療を勧めて決定するという形でしたが、近年では「患者中心の医療」を目指し、患者の生活背景や価値観などの情報を共有したうえで、患者と医療チームが協力して患者にとって最適な治療法を選択するという共同意思決定（shared decision making；SDM）のアプローチが重要とされています[1]。

共同意思決定（SDM）

SDMの手順

SDMを開始するにあたって、まず、医療従事者と患者間に信頼関係・よいパートナーシップを築けていることが必要条件となります。そして、患者本人とともに、患者を支援し、治療方法の選択にも影響を与える家族または患者本人がいちばん信頼している人に同席してもらいます。

「透析の開始と継続に関する意思決定プロセスについての提言」[1]ではSDMを進める順序として、はじめに患者に必要な情報を十分に提供し、次に患者から十分な情報を収集する、とされていますが、筆者はまず患者からの情報収集をはじめることを勧めます。

そして、はじめに、SDMでは治療法の選択は最終的には患者の目標、好み、価値観に沿って行うことを伝えます。続けて、患者や家族からRRTについての理解や、患者の価値

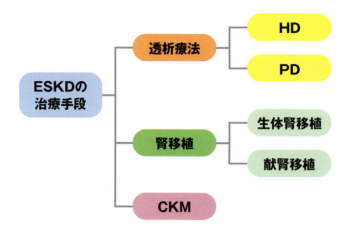

図 ESKDに対する治療手段

観、楽しみ、生きがい、心配なこと、生活環境、家族関係、ストレス、医療従事者に対する希望などについて、医療従事者側から適切な質問をして聞き出します。人間関係をより近い、信頼できるものとなるようにします。

また、医療従事者は、RRTとして血液透析（hemodialysis；HD）、腹膜透析（peritoneal dialysis；PD）があること、腎移植には、生きた人からの生体腎移植と亡くなった人からの献腎移植があること、透析を行わない保存的腎臓療法（conservative kidney management；CKM）も選択肢であることを説明します 図 。その際、当院では『腎不全治療選択とその実際2024年版』 表1 [2] を見せながら、各療法の欠点、長所、予後、各療法が生活に与える影響などを説明しています。

生命予後

生命予後については、透析導入時の年齢が70歳では男性7.7年・女性8.9年、80歳では男性4.6年・女性5.0年と、一般成人の残余寿命の約半分といわれています 表2 [3]。

RRTのなかでいちばん予後が優れているのは、15年生存率が70％の腎移植です[4]。腎移植の制限は手術に耐えられる状態であれば年齢制限はありませんが、心肺機能の面から、70歳ごろが腎移植の限界とされていることが多いようです。2022年度の導入患者の平均年齢は全体で71.42歳[5]であり、腎移植の可能性は少なく、多くの患者は透析療法の導入が考えられます。HDとPDの予後はほぼ同じと考えられていますが、高齢者では長期的にはHDのほうがよいようです[6]。

表1 HD・PD・腎移植の特徴（文献2より転載）

体質、体調、ライフスタイルなど、自分の状態にふさわしい最適な治療を受けましょう

	HD	PD	腎移植
腎機能	悪いまま（貧血、骨代謝異常、アミロイド沈着、動脈硬化、低栄養などの問題は十分な解決ができない）		かなり正常に近い
必要な薬剤	慢性腎不全（chronic renal failure；CRF）の諸問題に対する薬剤（貧血・骨代謝異常・高血圧など）		免疫抑制薬とその副作用に対する薬剤
生命予後	移植に比べ悪い		優れている
心筋梗塞・心不全・脳梗塞の合併	多い		透析に比べ少ない
生活の質	移植に比べ悪い		優れている
生活の制約	多い（週3回、1回4時間程度の通院治療）	やや多い（透析液交換・装置のセットアップの手間）	ほとんどない
社会復帰率	低い		高い
食事・飲水の制限	多い（蛋白、水、塩分、カリウム、リン）	やや多い（水、塩分、リン）	少ない
手術の内容	バスキュラーアクセス（vascular access；VA）（シャント）（小手術、局所麻酔）	腹膜透析カテーテル挿入（中規模手術）	腎移植術（大規模手術、全身麻酔）
通院回数	週に3回	月に1〜2回程度	移植後1年以降は月に1回

	HD	PD	腎移植
旅行・出張	制限あり（通院透析施設の確保）	制限あり（透析液、装置の準備）	自由
スポーツ	自由	腹圧がかからないように	移植部保護以外自由
妊娠・出産	困難を伴う	困難を伴う	腎機能良好なら可能
感染の注意	必要	やや必要	重要
入浴	透析後はシャワーが望ましい	腹膜カテーテルの保護必要	問題ない
問題ないそのほかのメリット	医学的ケアがつねに提供される、もっとも日本で実績のある治療方法	HDに比べて自由度が高い	透析による束縛からの精神的・肉体的解放
そのほかのデメリット	VAの問題（閉塞、感染、出血、穿刺痛、ブラッドアクセス作製困難）除水による血圧低下	腹部症状（腹が張るなど）カテーテル感染、異常腹膜炎の可能性 蛋白の透析液への喪失 腹膜の透析膜としての寿命がある（10年くらい）	免疫抑制薬の副作用 拒絶反応などによる腎機能障害、透析再導入の可能性 移植腎喪失への不安

透析ケア　2024年　冬季増刊　**31**

表2 透析患者と一般集団の予想余命の比較（文献3を参考に作成）

年齢（歳）	透析患者の予想余命年数（2015年）		日本人一般人口の予想余命年数（2015年）		DG-R（2015）	
	男性	**女性**	**男性**	**女性**	**男性**	**女性**
30	30.8	34.1	51.5	57.5	0.6	0.59
40	23.9	26.9	41.8	47.7	0.57	0.56
50	17.3	20.4	32.4	38.1	0.53	0.54
60	11.9	14.1	23.6	28.8	0.5	0.49
70	7.7	8.9	15.6	19.9	0.49	0.45
80	4.6	5	8.9	11.8	0.51	0.43
90	2.4	2.2	4.4	5.7	0.54	0.39

DG-R ＝（透析患者の予想余命年数）÷（一般集団の予想余命年数）

HDとPDのデメリット

　HDではブラッドアクセスが必要ですが、高齢透析患者では内シャントの発育がよくない場合や血栓や閉塞を生じる頻度が高く、経皮的血管形成術（percutaneous transluminal angioplasty；PTA）や血管修復術、再造設術などによる入院が3分の1を占めるといわれています。橈骨動脈−橈側皮静脈間の動静脈瘻の作製にこだわるのではなく、血管の状態がよい場所にブラッドアクセスを作製することが大きな関心を集めています[7]。また、高齢者では透析中の低血圧が起こりやすく、透析後の疲労感で日常生活が障害され、生活の質（quality of life；QOL）が低下することがあります。

　一方、PDはHDと比較して、血行動態への影響が少なく、残存腎機能を維持でき、定期的な受診が少なくて済み、高齢患者にとっては、よりよい選択となる可能性があります。しかし、PD腹膜炎の罹患率は低いものの、加齢ともに発生頻度が上昇する傾向にあり、日本ではHD移行の原因となっています。

保存的腎臓療法（CKM）

　CKMは、フレイルや併発疾患のため透析療法の負担が強すぎる場合、QOLを考慮して透析をしないという選択です[8]。透析をしないということは患者にまったく何もしないということではなく、QOLを保つことに焦点を当てて、さらなる腎機能低下を遅くするようにし、腎不全症状の発現を抑え、症状が発現したら積極的に治療する努力をします。事前

ケア計画とケアの目標、話し合いの支援、終末期への準備などがCKMに含まれます。終末期への準備としてアドバンス・ケア・プランニング（advance care planning；ACP）も必要です。また、CKMはいつでも撤回することが可能です。

アドバンス・ケア・プランニング（ACP）

ACPは、患者が将来望む医療やケアについて個人の価値観や好みを明確にし、医師や家族に伝えることで、治療の意思決定ができなくなった場合に、患者に代わって決定することができる、熟考と議論のプロセスを指します。

ACPは多くの場合、代理の意思決定者を任命し、個人の希望を文書化し、透析の開始、保留、継続、または中止の問題にも対処します。ACPが適切に実施されると、患者の希望と受ける終末期ケアとの一致および遺族の満足度と心理的転帰が改善されます。臨床的状況が変化すると患者の好みが変わる可能性があるため、ACPは症状の悪化、長期の入院、または社会的苦痛の際に再評価される、継続的かつ動的なプロセスであるべきです。しかし、日本ではACPの実施体制が十分ある施設は17.6％と低く[9]、その理由として、話し出すタイミングの設定がむずかしいことや、患者を動揺させるのを医療従事者が恐れていることなどが考えられています。

ACPについて説明した後で、患者の言葉でHDとは、PDとは、腎移植とはどんなものであるかを話してもらい、誤解がないかどうか、不明な点がないかどうかを医療従事者と患者本人双方で検証し、訂正および補完を行います[1]。医療従事者が医学的に患者によいと考える治療法に力が入りすぎて、患者に無言の選択の圧迫・誘導を与えないように注意します。

おわりに

このように話し合いをくり返して、患者にとって最良と考えられる治療を選択します。患者は治療に対する情報を得た後に、自身が納得するための時間が必要だとされています。自分の人生で重要なことは何かを考えたことがないという人も多いため、十分な時間が必要となります。急かさないことが重要です。はっきり決められない様子の場合、遠慮なく「次回また話し合いましょう」と時間をつくることも大切です。

この話し合いのなかでも、患者に身近で接する機会の多い看護師は、患者の心理状況を理解しつつ、医療チームの情報を伝えるなど、両者のコミュニケーションに貴重な役割を果たすことが求められます。

引用・参考文献

1) 日本透析医学会. 透析の開始と継続に関する意思決定プロセスについての提言. 日本透析医学会雑誌. 53 (4), 2020, 173-217.
2) 日本腎臓学会ほか. 腎不全：治療選択とその実際2024年版. (https://jsn.or.jp/jsn_new/iryou/kaiin/free/primers/pdf/2024allpage.pdf, 2024年9月閲覧).
3) Nakai, S. et al. Calculation of expected remaining lifetime of dialysis patients in Japan. Ren. Replace. Ther. 6, 2020, 58.
4) Alimi, R. et al. Factors Affecting the Long-Term Survival of Kidney Transplantation in Northeastern of Iran between 2000 and 2015. Iran. J. Public Health. 50 (10), 2021, 2076-84.
5) 日本透析医学会. わが国の慢性透析療法の現況 (2022年12月31日現在). 日本透析医学会雑誌. 56 (12), 2023, 473-536.
6) Cheng, L. et al. Mortality of Peritoneal Dialysis versus Hemodialysis in Older Adults : An Updated Systematic Review and Meta-Analysis. Gerontology. 70 (5), 2024, 461-78.
7) Allon, M. et al. A Requiem for Fistula First. J. Am. Soc. Nephrol. 35 (5), 2024, 646-8.
8) Davison, SN. et al. Executive summary of the KDIGO Controversies Conference on Supportive Care in Chronic Kidney Disease : developing a roadmap to improving quality care. Kidney Int. 88 (3), 2015, 447-59.
9) 岡田一義ほか. 透析の見合わせに関する現状と課題. 日本透析医学会雑誌. 55 (10), 2022, 555-61.

MEMO

透析導入にあたって

医療法人友秀会伊丹腎クリニック 院長　**伊丹 儀友**（いたみ・のりとも）
医療法人友秀会伊丹腎クリニック　**伊丹 秀作**（いたみ・しゅうさく）
医療法人友秀会伊丹腎クリニック 透析室 部長　**山下 直哉**（やました・なおや）

● 治療法の選択にあたって

透析を行う、行わないは、患者さんにとって大きな決断です。話し合う医師、看護師、管理栄養士、医療ソーシャルワーカー（MSW）などと信頼できるパートナー関係を築くことが基本です。

療法選択について話し合う前に、自分はどういう人生を送りたいのか、何をしたいのか、何をしたくないのか、いちばん大切にしていることは何なのかなどを考えてみましょう。医師との話し合いには、かならず家族やいちばん信頼している人といっしょに参加しましょう。患者さん自身の意見が第一ですが、大切な人の意見を聞くことも大切です。

● 説明がわかるまで質問しましょう！

透析室スタッフの説明がわからなければ、質問しましょう。よく理解しないまま治療法を選択すると、後悔につながります。いっしょにいる看護師に、後から積極的に聞くのも一つの方法です。

どんな治療法があるのか、透析療法導入となったら自分の日常生活がどう変わるのかは、療法選択でとくに確認しておくべきポイントです。

> 患者さんと透析室スタッフとの信頼関係を築く
> ↓
> 自身の価値観や、やりたいこと、大切にしていること、人生の目標について考える
> ↓
> 透析室スタッフの説明を、家族などと同席して、いっしょに聞く
> ↓
> わからないことはわからないと言う⇒質問する
> ↓
> 自分の価値観に合わないことはしっかりと伝える
> ↓
> 結論を急がない
> ↓
> 納得するまで透析室スタッフと何回も話し合う

末期腎不全（ESKD）の治療法

医療法人友秀会伊丹腎クリニック 院長　**伊丹 儀友**（いたみ・のりとも）
医療法人友秀会伊丹腎クリニック　**伊丹 秀作**（いたみ・しゅうさく）
医療法人友秀会伊丹腎クリニック 透析室 部長　**山下 直哉**（やました・なおや）

末期腎不全（ESKD）の治療法は、透析療法（血液透析［HD］、腹膜透析［PD］）と腎移植、保存療法（保存的腎臓療法［CKM］）があります。

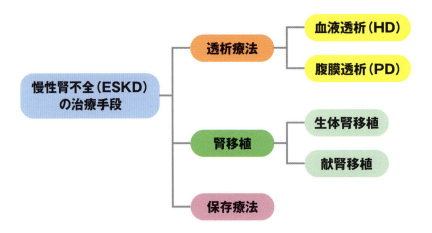

保存的腎臓療法（CKM）とは？

保存的腎臓療法（CKM）とは、フレイルや併発疾患のため透析療法の負担が大きすぎる場合に、生活の質（QOL）を考慮して「透析をしない」という選択をすることです。
CKMを選択したら治療をまったくしない、ということではなく、QOLを保つことに焦点を当てて、さらなる腎機能低下を遅くするようにし、腎不全症状の発現を抑え、症状が発現したら積極的に治療する努力をします。事前に入念なケア計画とケアの目標、話し合いの支援、終末期への準備も行います。また、CKMはいつでも撤回することが可能です。

共同意思決定（SDM）／アドバンス・ケア・プランニング（ACP）

医療法人友秀会伊丹腎クリニック 院長　**伊丹 儀友**（いたみ・のりとも）
医療法人友秀会伊丹腎クリニック　**伊丹 秀作**（いたみ・しゅうさく）
医療法人友秀会伊丹腎クリニック 透析室 部長　**山下 直哉**（やました・なおや）

共同意思決定（SDM）

共同意思決定（SDM）とは、患者さんの生活背景や価値観などの情報を共有したうえで、患者さんと医療チームが協力して患者さんにとって最適な治療法を選択することです。

治療法の選択は、最終的には患者さんの目標、好み、価値観に沿って行います。患者さん・家族の腎代替療法（RRT）についての理解や、患者さんの価値観、楽しみ、生きがい、心配なこと、生活環境、家族関係、ストレス、医療従事者に対する希望などについて話し合い、治療法を決定していきます。

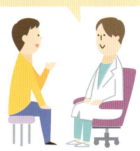

その人にとっていちばんよい治療方法はなにかを、患者さんと医療チームでいっしょに考えていきましょう！

アドバンス・ケア・プランニング（ACP）

アドバンス・ケア・プランニング（ACP）とは、将来望む医療やケアについて個人の価値観や好みを明確にし、医師や家族に伝えておくことで、治療についての意思決定ができなくなった場合に、本人に代わって決定することができる、熟考と議論のプロセスのことです。

多くの場合、代理の意思決定者を任命し、治療についての希望を文書化しておきます。透析の開始、保留、継続、または中止の問題にも対処できます。

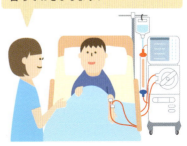

もしもに備えて、患者さんとその家族、医療従事者で、あらかじめ話し合っておきましょう！

4

腎代替療法

東邦大学 医学部 医学科 腎臓学講座　**古川 智士**（ふるかわ・さとし）
東邦大学 医学部 医学科 腎臓学講座 教授　**酒井 謙**（さかい・けん）

はじめに

　腎臓は、体内の水分量やミネラルの調整、不要な老廃物の排泄といった、非常に重要な機能を担う臓器です。高度に腎臓機能が低下した場合は、血液透析（hemodialysis；HD）、腹膜透析（peritoneal dialysis；PD）、腎移植という腎代替療法（renal replacement therapy；RRT）が必要となります。

日本におけるRRTの現状

　日本では毎年約4万人の患者がRRTを導入しています（2022年の透析導入患者数は37,039人[1]）。さらに、透析導入年齢が経時的に上昇しており（2022年は平均71.42歳[1]）、高齢化による多様な基礎疾患や社会問題・心理問題などは、療法選択をするうえで課題となります。療法の特徴を正確に理解して、患者の価値観、社会的環境、ライフスタイルなどに応じた最適な治療法をいっしょに選択していく必要があります。このような共同意思決定（shared decision making；SDM）を実践することにより、最善の臨床的決断が促され、よりよい選択につながることが期待されています。

　日本では、大多数の患者がHDを選択しています。とくに高齢者には、これまで画一的にHDを選択する傾向がありましたが、残りの療法が劣るというわけではありません。透析療法に比べて腎移植のほうが生活の質（quality of life；QOL）は高く生存率も良好ですが、感染症に注意する必要があり、手術難易度が高いです。

　本稿では、それぞれのメリット・デメリットや特徴を解説します。

38　透析ケア　2024年 冬季増刊

血液透析（HD）

HDとは

HDのしくみ

2022年のHD患者数は336,943人であり[1]、もっとも行われているRRTです。血液を体外に取り出し、血液と透析液の間にある透析膜である「半透膜」を介して、水分と物質の移動を行い、毒素を除去し、不足物を補充する治療です。

お湯の中のティーバッグを想像してみてください。ティーバッグのろ紙のような「半透膜」をダイアライザとよび、紅茶が滲みわたっていく「拡散」現象によって物質が濾過されます。通常のダイアライザには、径0.2～0.3mmの中空糸が1～2万本入っています。血液が中空糸の中を、透析液が中空糸の外を流れるために、中空糸の壁を透析膜として水分や物質が移動します。その原理は、濃度勾配に従って移動する「拡散」と、静水圧の較差により膜を通過する「限外濾過」によって成り立っています。

HDの限界

実際にHDで代替している腎機能はわずかです。HDは、1回4時間週3回が基本ですから、週156時間（約93％）は腎機能のサポートができていないことになります。月・水・金曜日か火・木・土曜日に週3回行う治療のため、とくに週末の中2日には、体重増加による血圧の変動が大きく、心臓への負担も大きくなります。そのため、食事と水分管理はHD導入前から引き続き大切です。

患者個々にあわせたHD

若年者・高齢者、やせ型・肥満型と患者は多様であり、透析の効率も臨機応変に調整していく必要があります。ダイアライザの材質や膜面積、透析液の成分、透析時間などの因子を組み合わせて、至適透析を探していく必要があります。

バスキュラーアクセス（VA）

HDでは150～300mL/分の血流量が必要であり、通常の私たちの静脈では血流を確保できません。そのため、血管から血流を確保して血液を取り出し、ダイアライザを通過させて再び脈管へ血液を戻す仕組みを、バスキュラーアクセス（vascular access；VA）とよびます。自己血管や人工血管を使用した動静脈瘻（自己血管内シャント［arteriovenous fistula；AVF］、人工血管内シャント［arteriovenous graft；AVG］）や、動脈表在化や長期植え込み型透析用カテーテルが含まれます。

動静脈瘻を作製すると静脈還流量が増える、つまり心臓への前負荷が上昇した結果、心負荷が増大するというデメリットがあります。一方、後負荷は低下します。よって、心機能が低下している場合は動脈表在化、返血静脈がない場合には長期植え込み型透析用カテーテルを選択する必要があります。

AVGや長期植え込み型透析用カテーテルは人工物であり、感染のリスクが高いといった特徴があります。また、透析用カテーテル以外は、術後から使用し得るまでの時間が必要になるなど、患者個々に合わせて、計画的にRRTを指導していくことが不可欠です。

抗凝固薬の使用

PDや腎移植と異なり、HDでは透析用血液回路の凝固を予防するため、抗凝固薬の使用が必要です。一般的にヘパリンを使い、出血傾向の場合はナファモスタットメシル酸塩を使用します。

HDのメリット・デメリット

HDは通院頻度が多いですが、週3回医学的ケアを受けられると言い換えることもできます。高齢者においては、状態の変化に気づきやすいというメリットになり得ます。ただ、高齢透析患者では通院困難になりやすく、全体の24.8％の患者が送迎を利用しているとの報告もあります[2]。今後も送迎サービスの需要の増大が見込まれます。

腹膜透析（PD）

PDとは

2022年のPD患者数は10,531人であり[1]、HD患者数と比べると30分の1未満と、総数は多くはありません。

PDは腹膜を透析膜として利用して、血液を浄化する方法です。腹膜の毛細血管を流れる血液と透析液の間の濃度勾配による「拡散」と、透析液の浸透圧による「浸透」によって透析が行われます。あらかじめPD用カテーテルを腹腔内に手術で留置しておく必要があります。

CAPD と APD

おもに連続携行式腹膜透析（continuous ambulatory peritoneal dialysis；CAPD）と自動腹膜透析（automated peritoneal dialysis；APD）の二つの方法があります。

CAPDでは、透析液を注入して排液するという過程を、1日4～5回自身でくり返します。一方、APDは機械が注排液を自動的に行うシステムで、夜間に集中的に透析を行います。就寝中に実施されるので、昼間に交換する必要はほとんどありません。両者ともに、腹腔内に透析液（500～2,500mL）を留置すると、腹膜が透析膜の役割を担い、腹膜毛細血管内の老廃物が透析液の中に拡散します。一定時間（3～6時間）貯留しているあいだに、体内の老廃物が除去されます。

PDのメリット・デメリット

HDと比較して、PDには通院回数が少ない、透析時間が長く体に優しい、VAが必要ない、残腎機能の低下が少ないというメリットがあります。

一方、腹膜炎の合併や経時的な腹膜機能の劣化が生じます。近年、腹膜機能が劣化した場合は、HD週1日＋PD週6日というハイブリッド透析を行うこともあります。高い透析効率が必要な若年で大柄な男性は、早期にハイブリッド透析が必要となることもあります。

PDを選択するために

PDを選択する場合は、きちんとした自己管理、または家族の手助けが必要です。

残腎機能低下が少なく水分摂取制限も少ないという観点から、PDファーストが近年勧められています。また、通院頻度が少ないため、在宅療法としても注目されています。自身で行っていた透析液の交換ができなくなれば、家族や介助者に交換してもらうassisted PD、そしてPDを行いながら自宅で終末期を迎えるPD lastの在宅診療体制の構築が今後必要になってきます。なお、assisted PDでも腹膜炎の発症リスクは変わらないと報告されています[3]。

腎移植

腎移植のメリット・デメリット

腎移植は、末期腎不全（end-stage kidney disease；ESKD）の唯一の根治治療です。頻回に通院を必要とする透析と異なり、外出や旅行への制限がなく、患者の生活の質（quality of life；QOL）を高く保てます。透析療法に比べて厳格な食事や水分制限はありませんが、高血圧や糖尿病、脂質異常症などの既往がある患者は、食事療法が必要です。

　一方、移植による拒絶反応を防ぐため、免疫抑制薬を一生涯服用する必要があります。サイトメガロウイルスなど、健常な人では問題になることのないウイルスによる日和見感染や、近年流行している新型コロナウイルス感染症（COVID-19）にも細心の注意を払う必要があります。また、腎移植後の悪性腫瘍発生率は非移植患者に比べて2～4倍高く、早期発見・早期治療は腎移植後の予後の面からも非常に大切です[4]。

生体腎移植と献腎移植

　腎移植には、健康な人からの腎臓提供を受ける生体腎移植と、心停止もしくは脳死の人から腎臓の提供を受ける献腎移植の2種類があります。

■生体腎移植とは

　生体腎移植では、臓器の提供はレシピエント（臓器提供を受ける人）の親族からに限られ、6親等以内の血族、配偶者、3親等以内の姻族が適応とされます。一般的に腎提供後のドナーの腎機能は、提供前の6～7割程度になると予想され、提供によって8～9割のドナーがCKD第3期に分類されます。腎提供後もドナーに対して適切な身体的・精神的健康を保てるように継続的にフォローしていく必要があります。

■献腎移植とは

　献腎移植では、献腎ドナーの医学的な適格性として、腎機能が正常であること、伝播する感染症と悪性腫瘍がないことが挙げられます。

■日本における腎移植の現状

　日本では、2022年に1,782件の腎移植が行われており、その内約90％が生体腎移植で、献腎移植は約10％に留まっています[5]。免疫抑制療法の進歩、ABO式血液型不適合移植および抗ドナー特異的抗体（donor specific antibody；DSA）陽性症例移植、マージナルドナーや高齢移植の許容、透析療法を挟まずに腎移植を行う先行的腎移植（preemptive kidney transplantation；PEKT）の普及の結果、腎移植数は年々すこしずつ増加しています。

　現在、日本における移植した腎臓の1年生着率は、生体腎献腎ともに90％を超えていますが[5]、腎不全の原疾患によっては術後再発のリスクがあり、移植腎の予後に直結します。例えば、巣状糸球体硬化症（focal segmental glomerulosclerosis；FGS）やIgA腎症は、移植後再発率も高く術前からきちんと評価をしていく必要があります。

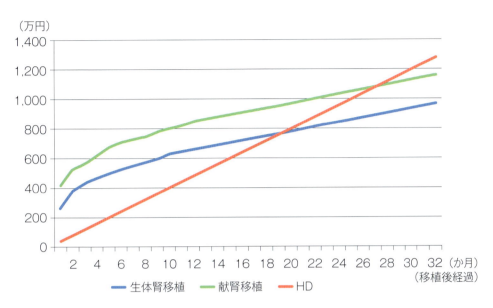

図1 生体腎移植、献腎移植、HDの積算医療費比較（文献7から転載）

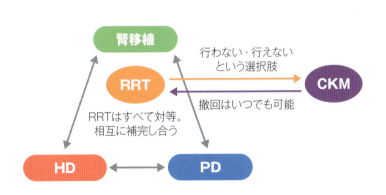

末期腎不全の患者は、価値観や希望などをもとに、SDMを用いてRRTを選択する。透析が不可能な事情（重症多臓器不全、持続性低血圧、がん終末期など）がある場合には、患者・家族・多職種のくり返す会議によって、透析非導入・中断の選択肢が最終的に存在する。このときはじめて、透析を行わないベストケアとして、RRTの延長線上にCKMがある。いずれも本人の自己意思決定に沿った、本人らしい人生の最期を、尊厳をもって迎えられるように支援する必要がある

図2 RRTとCKM

高齢者の腎移植

高齢者の腎移植も安全に行われており、一概に禁忌とはなり得ません。しかし、腎移植の恩恵を享受できるかどうかは、余命も鑑みて判断する必要があります。

70歳以上で移植を受けた患者は、透析患者に比べて長期生存率は良好ですが、移植後2.5年までは透析患者よりも死亡リスクは高いとの報告があります[6]。

医療費

医療費の観点では、腎移植は初年度は手術もあり800万円と高額ですが、以降は年間150万円と大幅に安くなります。透析療法が年間約500万円であり、3年目前後で腎移植の総医療費と透析療法の総医療費が逆転します **図1** [7]。医療経済の観点からも、腎移植はRRTの第一選択になり得ます。

おわりに

過去に例をみない超高齢社会を歩む日本において、透析患者の高齢化は進行しており、今後もRRTの増加が予想されます。さらに、近年は透析をしないという保存的腎臓療法（conservative kidney management；CKM）も注目されており、既存のRRTを行わない・行えない場合の最終治療選択肢も加わりました。

しかし、あくまでCKMは最後の手段です。透析療法・腎移植は、相互に補完し合って、それぞれの患者に最適な腎不全の治療をSDMで選択していく必要があります **図2** 。

引用・参考文献

1) 日本透析医学会. わが国の慢性透析療法の現況（2022年12月31日現在）. 日本透析医学会雑誌. 56（12）, 2023, 473-536.
2) 日ノ下文彦ほか. 高齢化する血液透析患者の透析実態に関するアンケート調査. 日本透析医学会雑誌. 48（6）, 2015, 341-50.
3) 伊藤恭彦. 高齢者腹膜透析における在宅支援. 腎と透析. 94（5）, 2023, 702-6.
4) Manickavasagar, R. et al. Post renal-transplant malignancy surveillance. Clin. Med (Lond). 20（2）, 2020, 142-5.
5) 日本移植学会. ファクトブック2023.（https://www.asas.or.jp/jst/pdf/factbook/factbook2023.pdf, 2024年9月閲覧）.
6) Heldal, K. et al. Benefit of kidney transplantation beyond 70 years of age. Nephrol. Dial. Transplant. 25（5）, 2010, 1680-7.
7) 仲谷達也ほか. 腎臓移植の医療経済. 移植. 44（1）, 2009, 18-25.

血液透析（HD）

東邦大学 医学部 医学科 腎臓学講座　**古川 智士**（ふるかわ・さとし）
東邦大学 医学部 医学科 腎臓学講座 教授　**酒井 謙**（さかい・けん）

血液透析（HD）とは？

　血液透析（HD）とは、血液を体の外に取り出して、血液と透析液の間にあるダイアライザとよばれる透析膜を介して、水分と物質の移動を行い、毒素を除去し、不足物を補充する治療です。基本的には、1回4時間・週3回通院して行います。

血液透析を行うにあたって

　血液透析では事前に、血液を体の外に取り出して濾過し、体内に戻す仕組みであるバスキュラーアクセス（VA）の準備が必要となります。このための手術は「内シャント作製術」とよばれています。

　基本的には作製後2〜4週間以降に使用可能になるので、計画的に腎代替療法（RRT）を実践していく必要があります。

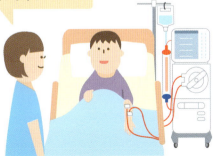

高性能のダイアライザと良質な水質管理に支えられて、日本の透析の成績は世界一といわれています！

腹膜透析（PD）

東邦大学 医学部 医学科 腎臓学講座　**古川 智士**（ふるかわ・さとし）
東邦大学 医学部 医学科 腎臓学講座 教授　**酒井 謙**（さかい・けん）

腹膜透析（PD）とは

　腹膜透析（PD）とは、腹膜を透析膜として利用して、血液を浄化する治療です。「拡散」と「限外濾過」という原理は血液透析（HD）と同様です。

　腹膜透析では、腹膜透析カテーテルをあらかじめ手術で腹腔内（お腹の中）に留置する必要があります。腹腔内に直接透析液を注入して、腹膜を介して血中の尿毒素・水分を透析液に移動させ、体の外に排出します。

腹膜透析のメリット・デメリット

　腹膜透析には、通院回数が少ない、透析時間が長く体に優しい、残腎機能（残存尿量）の低下が少ないといったメリットがあります。

　一方、腹膜炎を合併する可能性や、経時的に腹膜機能が劣化して永続的に続けられる療法ではないというデメリットがあります。

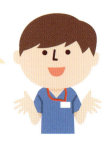

日本では、溶質除去不全・体液管理不良に対応できるハイブリッド（腹膜・血液透析併用）療法も行われています！

腎移植

東邦大学 医学部 医学科 腎臓学講座　**古川 智士**（ふるかわ・さとし）
東邦大学 医学部 医学科 腎臓学講座 教授　**酒井 謙**（さかい・けん）

腎移植とは

腎移植は、末期腎不全（ESKD）の唯一の根治治療です。他人の腎臓の片方を移植することによる拒絶反応を防ぐため、免疫抑制薬を一生涯服用する必要があります。また、感染症や悪性腫瘍に関しては、健常な人よりも注意を払う必要があります。

生体腎移植と献腎移植

腎移植には、生体腎移植と献腎移植の2種類があります。

生体腎移植は、健常な人（6親等以内の血族、配偶者、3親等以内の姻族に限る）から片方の腎臓をもらうのに対して、献腎移植は心停止下または脳死下の人から腎臓の提供を受けます。日本では年間約2,000件の腎移植が行われており、その内訳は全体の約90％が生体腎移植で、約10％が献腎移植です[1]。

献腎移植の課題

献腎移植の待機期間は約15年と長期であり[1]、待機時間が長いことが課題とされています。また、臓器提供（おもに脳死下）は現在増加しており、それに呼応した移植施設・検査体制が追いついていない状況も近年問題になっています。

引用・参考文献
1）日本移植学会. ファクトブック2023.（https://www.asas.or.jp/jst/pdf/factbook/factbook2023.pdf, 2024年9月閲覧）.

血液透析（HD）患者の1週間

東邦大学 医学部 医学科 腎臓学講座　**古川 智士**（ふるかわ・さとし）
東邦大学 医学部 医学科 腎臓学講座 教授　**酒井 謙**（さかい・けん）

　血液透析（HD）は、1回4時間・週3回が基本です。

　多くの患者さんは、月・水・金曜日か火・木・土曜日と、一定の間隔で血液透析を行っています。ご自身やご家族の生活に合った曜日や時間帯を選び、時間の使い方を工夫して、血液透析を行うことができます。

　次のように、患者さんそれぞれのライフワークに対応することができます。

【透析日（月・水・金曜日か火・木・土曜日）】
- 午前中に血液透析を行い、午後にまとまった自由時間を確保する
- 午前中に家事を行い、午後から血液透析を行う
- 日中は仕事をして、夕方・夜間に透析を行う　など

【非透析日（土・日曜日または日・月曜日）】
自由に行動することができる

　しかし、週末は透析の間隔がふだんの中1日から中2日に増えるので、体重増加量が多くなり、不整脈やうっ血性心不全をひき起こすリスクが高くなります。すこしでも異変を感じたら、透析日でなくても受診するようにしましょう。

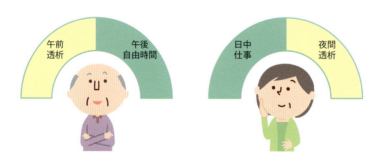

血液透析（HD）実施の流れ

東邦大学 医学部 医学科 腎臓学講座 **古川 智士**（ふるかわ・さとし）
東邦大学 医学部 医学科 腎臓学講座 教授 **酒井 謙**（さかい・けん）

①まずは病院へ行く

②着替えてからシャント肢の洗浄を行う

③体重測定を行う

> 除水量は「透析開始時の体重」と「ドライウエイト（理想体重）」の差によって決まります。そのため、服装や手荷物などは毎回同じ条件のほうが望ましいです

④血圧やバイタルを測定する ← 問題ないことを確認！

⑤２箇所を穿刺したあと、透析用血液回路から脱血を行う

⑥血液透析（HD）開始！

> 一般的には４時間ですが、患者さんによってはさらに長時間行う人もいます

⑦除水と溶質除去が終了

⑧透析用血液回路内の血液を返血し、その後、針を抜く

⑨血液透析終了！

想定除水量と乖離がないかどうかを確認！

⑩終了時の体重を測定

> 透析用血液回路に抗凝固薬が含まれているため、必要に応じて止血バンドを併用して圧迫止血を行います。基本的にはスリル（シャントの血管雑音）が確認できる程度で圧迫を行います

⑪帰宅

透析中にやってよいこと、やめたほうがよいこと

東邦大学 医学部 医学科 腎臓学講座　**古川 智士**（ふるかわ・さとし）
東邦大学 医学部 医学科 腎臓学講座 教授　**酒井 謙**（さかい・けん）

透析中にやってよいことは何？

透析中は患者さんそれぞれが思い思いの時間を過ごしています。最近は、透析用のベッドにテレビやDVD／Blu-rayプレーヤーが備えつけられている施設や、無料Wi-Fi完備の環境がととのえられている施設も多いです。

多くの人はシャント肢が使えず、自由に動かせるのは片手のみであることが多いですが、透析に差し支えのない範囲で自由な時間を過ごしていただけます。透析中にベッド上でできる運動を行っても大丈夫です。

透析中にやめたほうがよいことは何？

体外循環中は血圧が容易に低下してしまうため、急な起き上がりはおすすめできません。ほかにも、透析中に水分を摂取すると、飲水量によって除水量を変更しなければなりません。また、排便があると血圧が下がってしまい透析を中断することになりますので、下剤の過剰な服用も避けたほうがよいでしょう。

第
2
章

透析患者の検査・シャント・セルフケア

1

体液管理

東邦大学医療センター佐倉病院 腎臓学講座
大橋 靖（おおはし・やすし）
奥田 純平（おくだ・じゅんぺい）　**田中 辰樹**（たなか・たつき）　**鈴木 裕介**（すずき・ゆうすけ）
吉田 規人（よしだ・のりひと）　**髙橋 禎**（たかはし・さだむ）　**日髙 舞**（ひたか・まい）
石井 信伍（いしい・しんご）　**山﨑 恵介**（やまざき・けいすけ）

ドライウェイト（DW）とは

　ドライウエイト（dry weight；DW）は徐々に除水を重ねていき、体液過少および体液過剰の兆候が最小限になる透析後体重と定義されています[1]。

　誤った体重設定は体液過剰によって心血管系の合併症および死亡リスクを増加させます。また、体液過少によって血圧低下に随伴する症状が出現すると、患者に重大な不利益を及ぼす可能性があります。しかし、適切な体液量の判断は多角的な評価を必要とし、簡便で日常診療可能な適正体液量を定量的に測定する方法はなく、透析室スタッフはその設定に日々苦慮しているといえます。

慢性維持透析患者の週あたりの体液量変化

　標準的な維持血液透析（hemodialysis；HD）では、週3回、1回4〜5時間の間歇的な治療が行われます。透析後から次の透析治療までは中1日（およそ44時間）あるいは中2日（68時間）の非治療時間を有します。非治療時間の飲食によって老廃物や余剰体液が蓄積し、次の透析でそれらが除去された結果、週あたりの体液量は **図1** のように変化します。

　透析間の体重増加が多いと、体液過剰状態が悪化し、次の透析での除水量が増え、透析中の血圧低下やそれに随伴する有害事象、および透析後の起立性低血圧が起こる可能性があります。そのため、中2日の透析と透析のあいだが最大となる日の体重増加は6％未満に管理することが推奨され、平均除水速度は15mL/kg/時以下に設定することが望ましいとされています[2]。除水量が多いときは、透析時間の延長も考慮されます。

52　透析ケア　2024年 冬季増刊

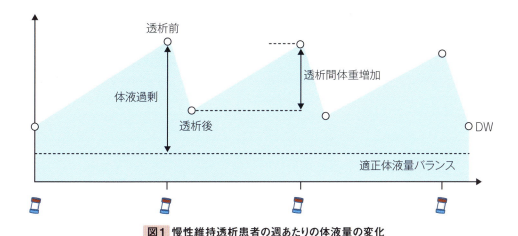

図1 慢性維持透析患者の週あたりの体液量の変化

表1 DWの修正を考慮する臨床情報

①血圧上昇トレンド ②血圧低下トレンド ③CTRの変化 ④浮腫の有無 ⑤息切れ・呼吸困難の有無 ⑥透析中の血圧低下随伴症状（生あくび、こむら返り［下肢つり］、胸部不快感、腹部不快感など） ⑦透析後の起立性低血圧随伴症状（めまい、立ちくらみ、かすみ目、嗄声など） ⑧透析後の疲労感の増強
参考となるそのほかの臨床情報 　hANP値、IVC径、左房径、ΔBV計の変化、血液濃縮率（plasma water index）の変化、生体電気インピーダンス法による体液量評価、肺エコーによるBラインの観察

DWの設定

　透析に従事する透析室スタッフは、おおよそ月単位あるいは体液過少および体液過剰の兆候がある場合に、DWを設定します。そのDW設定をもとに、透析室スタッフは都度、毎回の透析後体重を設定します。

　DWの設定にあたり、参考となるおもな臨床情報（dry weight signs）を **表1** に示します。体液過剰の兆候は、血圧上昇のトレンドと胸部エックス線検査による心胸比（cardiothoracic ratio；CTR）の拡大、あるいは浮腫の存在で判断されることが多いです。体液過少の兆候は、血圧低下のトレンドと胸部エックス線検査によるCTRの縮小、あるいは透析中または透析後の血圧低下に随伴する兆候などで判断されることが多いです。しかし、それだけで

は判断できないことも多く、ヒト心房性ナトリウム利尿ペプチド（human atrial natriuretic peptide；hANP）や心臓超音波（エコー）検査での下大静脈（inferior vena cava；IVC）径、左房径、ブラッドボリューム（blood volume；BV）計、体組成計を用いて、DW設定の参考にすることもあります。近年では、肺エコー検査によって葉間胸水の有無を確認する方法も推奨されています[3]。

DWの調整

DWの下方修正

降圧薬によって、DWを適正な体液量にまで調節できなくなることがあります。そのため、血圧上昇傾向を是正する際は、まずDWを下方修正します。適正な体液量に近づいてきたにもかかわらず、高血圧が是正できない場合に、降圧薬の投与・追加を考慮します。DWを下方修正する場合、増加分に300〜500g程度の追加除水量を加え、徐々にDWを下げていきます。

個々の患者において最大除水量を設定している施設では、増加量が最大除水量未満のときに追加除水を加え、透析中の血圧を注意深く観察します。患者が呼吸困難など酸素を必要とする体液過剰の症状があれば、除水速度を速めて対応します。

DWの上方修正

体液過少の兆候がみられる場合は、DWを上方修正します。1度に300〜500gずつ透析後体重を上げていくことが多いですが、状況によっては1kg程度DWを変更することもあります。

DWの下方修正ができない場合

臨床では、DWを下方修正したくてもこれ以上できないことも経験します。DWを下方修正することを妨げる因子を 表2 に示します。

透析間の体重増加が多く、DWを下方修正できない場合、まずは患者に減塩と飲水制限を指導する必要が

表2 DWを下方修正することを妨げるおもな要因

- 1回の透析で除水しきれない透析間体重増加
- 常時低血圧
- 透析中の著明な血圧低下
- 降圧薬の服用
- 低心機能
- 弁疾患（とくに大動脈弁狭窄症）
- 低栄養
- すでに適正体液量である

あります。低血圧や低心機能、低栄養状態では、適正体液量までDWを調整できない場合があります。そのような状態では許容される体液量の安全域が狭く、容易に心不全を来す一方で、低血圧の症状も顕在化しやすく、体液管理を困難にさせます。週3回の標準的な透析ではもはや適切に体液管理を行うことは限界であると感じることもあります。

なお、すでに適正体液量であるにもかかわらず、さらにDWを下げようとしてうまくいかない場合には、再度DW設定を見直すことも必要です。

実体重の変化に伴う適正体液量とDW設定のミスマッチ

図2 と 図3 に、実体重の変化に伴う体液過少および体液量とDW設定のミスマッチを示します。

低栄養により筋肉量や脂肪量が減少すれば、実体重は減少します。その際、徐々にDW設定を下方修正する必要があります。DW設定に変更を加えなければ、筋肉量や脂肪量が余剰体液量に置換され、患者は飲み過ぎても食べ過ぎてもいないのに、体液過剰状態に陥ります。透析患者は透析間の体重増加が多くても心不全を来しますが、るい痩による実体重の減少に伴う適正体液量とDW設定のミスマッチによっても、心不全を来す可能性があります。

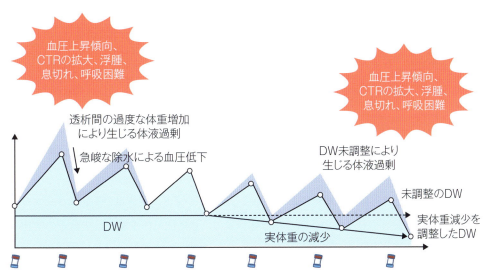

＊「実体重」とは、余分な水分で増えた体重以外の体重のことである。実体重の増減は、筋肉量や脂肪量の増減を意味する。

図2 体液過剰出現のパターン

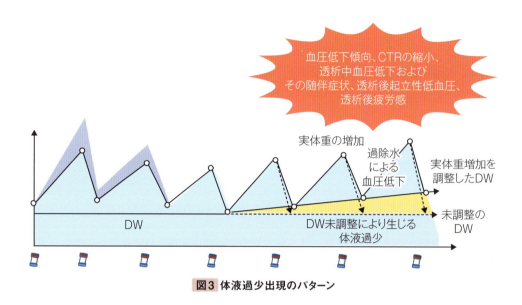

図3 体液過少出現のパターン

　1回の透析を順調に終えるためには透析間の体重増加は少ないほうがよいですが、体重増加が少ない場合、食事摂取量が十分かどうかに注意すべきでしょう。心不全症状によりDW設定を下方修正したのであれば、実体重の減少を疑い、いったん下方修正したDWを、食事と運動によって上方に戻す努力をしていく必要があります。実体重の減少は、余剰体液量に対する予備力を減少させてしまう可能性すらあり、実際、透析患者では高度な肥満でない限り痩せることの積極的な利益はほぼ確認されておらず、痩せは生命予後や有害事象のリスクとなるようです[4]。

おわりに

　日常診療で使用可能な透析患者の適正体液量を定量的に評価する方法は確立していません。誤ったDW設定は、患者の不利益につながります。適正な体液量とDW設定にミスマッチが起こらないように心がけましょう。

　このミスマッチは実体重の変化によって発生します。つまり、実体重の変化に注意する必要があります。患者の日単位の体重変化は体液量の、月単位の体重変化は実体重の変化の要素が強いと考えられます。患者の活動度や食事摂取量、いくつかの栄養指標、日々の透析経過をていねいに観察し、DW設定が適切かどうかを多角的に判断していきましょう。

引用・参考文献

1）Sinha, AD. et al. Can chronic volume overload be recognized and prevented in hemodialysis patients? The pitfalls of the clinical examination in assessing volume status. Semin. Dial. 22 （5）, 2009, 480-2.

2）日本透析医学会. 維持血液透析ガイドライン：血液透析処方. 日本透析医学会雑誌. 46（7）, 2013, 587-632.

3）Zoccali, C. Lung Ultrasound in the Management of Fluid Volume in Dialysis Patients : Potential Usefulness. Semin. Dial. 30 （1）, 2017, 6-9.

4）Cabezas-Rodriguez, I. et al. Influence of body mass index on the association of weight changes with mortality in hemodialysis patients. Clin. J. Am. Soc. Nephrol. 8 （10）, 2013, 1725-33.

MEMO

ドライウエイト（DW）

東邦大学医療センター佐倉病院 腎臓学講座 教授　**大橋 靖**（おおはし・やすし）

● ドライウエイト（DW）とは

　ドライウエイト（DW）とは、体液過少および体液過剰の兆候が最小限となる「体に余分な水分がない状態」の透析後の設定体重を意味します。「体に余分な水分がない状態」とは、顔や手にむくみがない、血圧が安定している、心臓が大きくなっていない、体調がよいといった状態です。複数の情報から判断されます。

● 透析患者さんの週あたりの体液量変化と目安

　透析と透析のあいだに食べたり、飲んだりすることで、老廃物や余分な体液が蓄積します。これらは次の透析で除去され、週あたりの体液量は 図 のように変化します。

　中2日の透析と透析のあいだが最大となる日の体重増加は、6％未満に管理することが推奨されています。透析間の体重増加が多すぎると次の透析で多くの除水が必要となり、急激な除水は血圧低下の原因となります。一方で、食べないでいると栄養状態が悪くなり、痩せてしまう心配もあります。

　1回の透析で除去できる範囲で、「しっかり食べて、しっかり透析する」ことを心がけましょう！

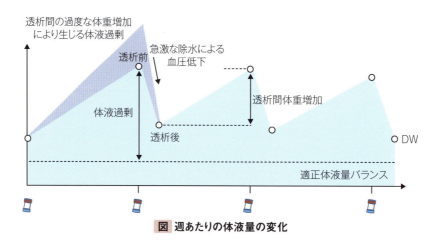

図 週あたりの体液量の変化

実体重の変化と ドライウエイト（DW）設定

東邦大学医療センター佐倉病院 腎臓学講座 教授　**大橋 靖**（おおはし・やすし）

　ドライウエイト（DW）はずっと同じではありません。太ったり、痩せたりすれば、DWの変更が必要です。

　実体重とは、余分な水分で増えた体重以外の体重を意味しています。つまり、実体重の増加は、筋肉量や脂肪量が増えたことを意味し、実体重の減少は、筋肉量や脂肪量が減少したことを意味します。実体重が増えた（太った）場合、それに応じてドライウエイトを上げないと結果的に体液過少状態になります。実体重が減少した（痩せた）場合、それに応じてドライウエイトを下げないと結果的に体液過剰状態になります。

　ドライウエイトは月単位で変化するものであり、現在の体の状態に合わせて変更することが大切です。

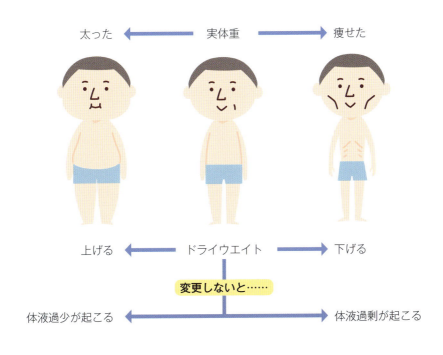

2
血圧管理

東邦大学医療センター佐倉病院 腎臓学講座
大橋 靖（おおはし・やすし）
奥田 純平（おくだ・じゅんぺい） **田中 辰樹**（たなか・たつき） **鈴木 裕介**（すずき・ゆうすけ）
吉田 規人（よしだ・のりひと） **髙橋 禎**（たかはし・さだむ） **日髙 舞**（ひたか・まい）
石井 信伍（いしい・しんご） **山﨑 恵介**（やまざき・けいすけ）

透析患者の血圧異常

一般的な高血圧

　一般に高血圧の診断は、診察室血圧で収縮期血圧140mmHg以上、かつ/または拡張期血圧90mmHg以上で判断されます[1]。あるいは、家庭血圧の5〜7日間の平均で収縮期血圧135mmHg以上、かつ/または拡張期血圧85mmHg以上で判断されます[1]。透析を受けていない母集団では、この診断基準を超えて血圧が高くなるほど将来の心血管イベント発症のリスクとなります。

透析患者の高血圧

　透析患者は、①体液平衡異常に伴う心拍出量の増加、②カルシウム（Ca）・リン（P）の代謝異常による血管石灰化や、糖尿病による血管障害、加齢・慢性炎症に伴う動脈硬化による器質的な硬化、③交感神経およびレニン・アンジオテンシン系（renin-angiotensin system；RAS）の活性化による機能的な収縮に伴う末梢血管抵抗の上昇、によって、高確率に血圧異常を来す母集団と考えられています。

　透析患者の死因の第1位は心血管疾患（cardiovascular disease；CVD）であり、血圧管理は透析患者のマネジメントとしてもっとも重要な項目の一つに挙げられています。しかし、現在も透析患者に対する血圧管理目標値の設定は十分に確立しておらず、2017年には、欧州のERA-EDTA（European Renal Association-European Dialysis and Transplant Association）およびESH（European Society of Hypertension）の2学会合同で、透析患者に対する高血圧の定義は透析時の血圧ではなく、家庭血圧が重視されると提案されました 表 [2]。

表 透析患者の高血圧の診断基準（文献2を参考に作成）

	家庭血圧 ≧ 135/85mmHg
HD 患者	・1日2回、朝と夕で血圧測定 ・非透析日に6回以上測定した血圧の平均値
PD 患者	・1日2回、朝と夕で血圧測定 ・連続7日間測定した血圧の平均値
	自由行動下血圧（ABPM）≧ 130/80mmHg
HD 患者	週真ん中の非透析日の24時間血圧の平均値
PD 患者	24時間血圧の平均値

PD：腹膜透析（peritoneal dialysis）

透析患者の血圧の変動

　標準的な維持血液透析（hemodialysis；HD）は週3回、1回4～5時間の間歇的な治療時間で行われます。透析開始時に血圧を測定し、その後安定していれば1時間おきに血圧を測定し、返血後に再度血圧を測定します。

　多くの場合、A）除水に伴い血圧はなだらかに低下し、返血後にやや血圧は上昇します。しかし、透析中の血圧の変動はさまざまで、B）開始時から高血圧が平坦かつ持続するパターン、C）開始時1時間以内に大きく血圧が低下し、その後回復するパターン、D）透析後半に血圧が大きく低下するパターン、E）透析後半に血圧が上昇するパターン、F）収縮期血圧がつねに100mmHg未満の常時低血圧パターンなど多彩です。透析前の収縮期血圧と総死亡にはU字型の関係があり、もっとも死亡リスクの低い収縮期血圧は165mmHgで、CVDによる死亡リスクの低い血圧は157/90mmHgであり、血圧の高い患者よりも135/70mmHg未満の血圧の低い患者で関係性が強固であったという報告もあります[3]。この報告に関して、「透析前の血圧や透析後の血圧は本当に患者のふだんの血圧として医学的妥当性があるのか？」という臨床的な課題が挙げられ、いくつかの臨床研究から、ERA-EDTAとESHが合同で、高血圧の診断は非透析日の家庭血圧を用いることを推奨しています[2]。

透析関連低血圧

　透析関連低血圧は、透析中の急激な血圧低下（透析低血圧［intradialytic hypotension；IDH］crash）、起立性低血圧、常時低血圧に分類されます。透析中の急激な血圧低下によって臓器・組織灌流が急激に低下し、とくに冠血流や脳血流の減少を有する場合、危険な合

併症といえます。

　急峻な除水や適正体液量とドライウエイト（dry weight；DW）設定のミスマッチによる過除水によって起こりやすくなります。また、患者のその日のコンディションによって、突然起こることもあります。日ごろから緩徐な透析を心がけ、DW設定が適切かどうか、患者のコンディションにも気を配りましょう。常時低血圧は低栄養、慢性炎症および心機能の低下との関連も考えられます。

　透析中の急激な血圧低下（収縮期血圧30mmHg以上）や透析終了後の起立性低血圧は生命予後と相関していることが報告されています[4]。

透析患者における体液平衡異常と高血圧管理

　体組成分析装置によって体液過剰量を測定した39,566人の透析患者のうち、体液過剰と判断された患者は46.4％でした[5]。そのうち、透析前後の血圧データのある8,883人において、透析前の収縮期血圧が140mmHg以上の患者の72.2％に体液過剰が認められました[5]。しかし、高血圧を認めない患者でも50〜60％以上の透析患者に体液過剰が認められました（図1）[5]。

　この母集団において、図2[5]に示すように、透析前後の収縮期血圧110〜140mmHgかつ体液量正常群に比べて、黄色および赤色で区分された患者群は有意に死亡率が高かった

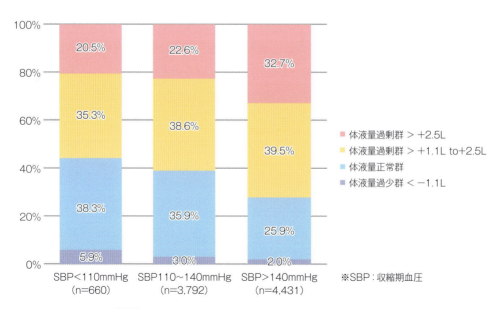

図1 透析室血圧と体液平衡異常の関係（文献5を参考に作成）

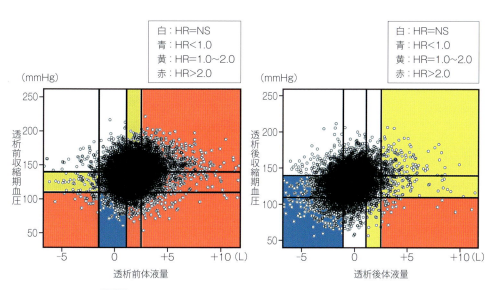

図2 透析室血圧と体液量と死亡リスクの関係（文献5を参考に作成）

と報告されています。「高血圧の有無にかかわらず体液過剰がある群」と「体液平衡異常の有無にかかわらず透析前の正常血圧以下」で生命予後が悪いことが示唆されます。さらに、「高血圧があっても体液過剰がない群」の生命予後は必ずしも悪くないようです。

これらの結果から、まず体液量を是正できる患者では、体液量を是正することを優先したほうがよいと考えられます。体液量を是正しても残存する高血圧には、降圧薬を検討するか、透析時血圧だけでなく非透析日の家庭血圧を評価することも考えましょう。

引用・参考文献

1) 日本高血圧学会高血圧治療ガイドライン作成委員会編. 高血圧治療ガイドライン2019. 東京, ライフサイエンス出版, 2019, 281p.
2) Sarafidis, PA. et al. Hypertension in dialysis patients : a consensus document by the European Renal and Cardiovascular Medicine (EURECA-m) working group of the European Renal Association-European Dialysis and Transplant Association (ERA-EDTA) and the Hypertension and the Kidney working group of the European Society of Hypertension (ESH). Nephrol. Dial. Transplant. 32 (4), 2017, 620-40.
3) Hannedouche, T. et al. Multiphasic effects of blood pressure on survival in hemodialysis patients. Kidney Int. 90 (3), 2016, 674-84.
4) Shoji, T. et al. Hemodialysis-associated hypotension as an independent risk factor for two-year mortality in hemodialysis patients. Kidney Int. 66 (3), 2004, 1212-20.
5) Dekker, M. et al. Pre-dialysis fluid status, pre-dialysis systolic blood pressure and outcome in prevalent haemodialysis patients : results of an international cohort study on behalf of the MONDO initiative. Nephrol. Dial. Transplant. 33 (11), 2018, 2027-34.

血圧測定の重要性
血圧と死亡リスクの関係

東邦大学医療センター佐倉病院 腎臓学講座 教授　**大橋 靖**（おおはし・やすし）

　週はじめの透析前の血圧の目標値は、140/90mmHg未満に設定されています。高血圧は将来、心血管イベントを発症するリスクになるため、安定した透析が行えている場合は十分な降圧治療が望まれます。一方で、血圧の低い人や透析に関連した低血圧を認める人の生命予後は悪いとされ、透析前に測定された血圧と生命予後にはU字型の関係があるとされています[1]。ところが近年、透析室以外で測定された血圧と死亡リスクを比較すると、血圧が上昇するにつれて死亡リスクが上昇すると報告されています[1]。つまり、家庭での血圧測定がとても大切です。

　次の透析までに老廃物と体液が蓄積し、それらを1回の透析で取り除くために、透析中の血圧は不安定になりがちです。安定した透析が行えることを優先したうえで、可能な範囲で血圧を管理しましょう。

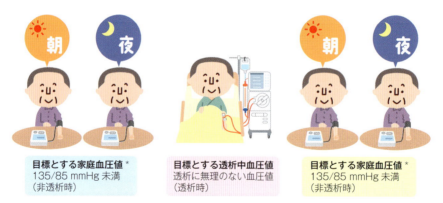

目標とする家庭血圧値＊
135/85 mmHg 未満
（非透析時）

目標とする透析中血圧値
透析に無理のない血圧値
（透析時）

目標とする家庭血圧値＊
135/85 mmHg 未満
（非透析時）

＊目標とする血圧は年齢や併存疾患によって異なります。

引用・参考文献
1) Bansal, N. et al. Blood pressure and risk of all-cause mortality in advanced chronic kidney disease and hemodialysis : the chronic renal insufficiency cohort study. Hypertension. 65（1），2015, 93-100.
2) Pantelis, A.S. et al. Hypertension in dialysis patients: a consensus document by the European Renal and Cardiovascular Medicine (EURECA-m) working group of the European Renal Association-European Dialysis and Transplant Association (ERA-EDTA) and the Hypertension and the Kidney working group of the European Society of Hypertension (ESH). Nephrol. Dial. Transplant. 32（4），2017, 620-40.

体液平衡異常と高血圧管理

東邦大学医療センター佐倉病院 腎臓学講座 教授　**大橋 靖**（おおはし・やすし）

　食事から得た食塩と水分によって体液量が増加すると、血圧は上昇し、透析で余分な体液量が是正されると、血圧は低下します。

　透析患者さんに血圧異常（血圧上昇傾向および血圧低下傾向）を認めた場合、透析室スタッフは、ドライウエイト（DW）設定が適切かどうかを考える必要があります。血圧異常の有無にかかわらず、体液過剰は死亡リスクを上昇させると報告されており[1]、それは血圧よりも強固な危険因子となります。

　透析患者さんの高血圧に対して、ドライウエイトの調整前に降圧薬を処方すると、適正な体液量までドライウエイトを調整することが困難になる場合があります。まずは体液管理を優先させましょう。

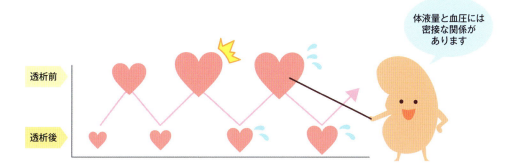

引用・参考文献
1) Carmine, Z. et al. Chronic Fluid Overload and Mortality in ESRD. J. Am. Soc. Nephrol. 28 (8), 2017, 2491-7.

3

透析患者に必要な血液検査

医療法人社団清永会矢吹病院 副院長　**伊東 稔**（いとう・みのる）

はじめに

　透析患者の状態を把握するために、血液検査は非常に重要です。血液検査には多くの項目があります。毎月〜隔月くらいの頻度で行われる検査は透析条件や薬剤調整をするために必要であり、重要度が高い項目といえます。一方、多少長い間隔で測定される項目もあり、これらの検査はもちろん重要なのですが、前者に比べると急に変化することは比較的まれな項目で、どちらかというと透析療法の長期的な効果を評価するものになります。

　表1 は当院の血液検査予定です。当院では、このようなスケジュールで血液検査を行っています。本稿では比較的高頻度で測定され、治療方針を決定するために重要な検査項目を中心に解説します。

電解質　カリウム（K）

　血清電解質のなかでもっとも重要視するのは血清カリウム（K）値です。著しいカリウム値の異常は不整脈や心停止の原因になるため、早急な対応が必要になります。透析前の血清カリウムの基準値は施設によって若干違いはありますが、3.6〜4.8mEq/Lです[1]。

　これまで透析患者では高カリウム血症が問題になることが多かったのですが、近年は栄養状態が不良な高齢患者が低カリウム血症を呈することが増えてきました。透析前の低カリウム血症は透析後にはさらに悪化している可能性があるので、注意を要します。慢性的にカリウム値の異常を呈する場合は介入が必要です。

貧血関連データ　ヘモグロビン（Hb）、鉄代謝

ヘモグロビン（Hb）

　透析患者の貧血の状態は、ヘモグロビン（Hb）の値で評価します。『2015年版 慢性腎臓

表1 透析定期検査内容（医療法人社団清永会）

透析定期検査　透析後の採血	測定頻度	1月	2月	3月	4月	5月	6月	7月	8月	9月	10月	11月	12月
血算（WBC、RBC、Hb、Ht、PLT）	毎月	●	●	●	●	●	●	●	●	●	●	●	●
基本生化学（BUN、Cr、UA、Na、K、Cl、Ca、IP、TP、ALB、ALP）	毎月	●	●	●	●	●	●	●	●	●	●	●	●
HBsAg、HCVAb、HIV（HIV は 2020 年 4 月より追加）	誕生月	●	●	●	●	●	●	●	●	●	●	●	●
高感度 PSA（50 歳以上の男性）	誕生月	●	●	●	●	●	●	●	●	●	●	●	●
β_2-MG	1回／2か月		●		●		●		●		●		●
CRP	1回／2か月		●		●		●		●		●		●
whole PTH（全員）	1回／3か月			●			●			●			●
whole PTH（レグパラ®、オルケディア®、パーサビブ®、ウパシタ®使用者）	毎月	●	●	●	●	●	●	●	●	●	●	●	●
肝機能、脂質、鉄※1	1回／半年						●						●
Fe、TIBC、フェリチン	1回／2か月		●		●		●		●		●		●
網状赤血球	1回／半年						●						●
白血球分画	1回／年												●
GLU（全員）	1回／半年						●						●
GLU（DM のみ）	毎月	●	●	●	●	●	●	●	●	●	●	●	●
グリコアルブミン（DM のみ）	1回／2か月		●		●		●		●		●		●
グリコアルブミン（DM 以外）	1回／年						●						
HbA1c（DM のみ）	1回／半年						●						●
肝機能、αFP（HCV 抗体陽性者／HB s抗原陽性者）※2	1回／3か月			●			●			●			●
HCV-RNA 定量（HCV 抗体陽性者）	1回／半年			●						●			
HBV-DNA 定量（HBs 抗原陽性者）	1回／年			●									
ラニラピッド®（メチルジゴキシン）、テオフィリン（薬物使用者）	1回／3か月			●			●			●			●
リスモダン®（ジソピラミド）（薬物使用者）	1回／3か月	●			●			●			●		
PT-INR（ワーファリン使用者）	毎月	●	●	●	●	●	●	●	●	●	●	●	●
TSH、FT3、FT4（チラーヂン®、メルカゾール®使用者）	1回／3か月			●			●			●			●
MPO-ANCA（ANCA 対象者）	1回／年												●
Mg（全員）	1回／半年						●						●
Mg（Mg 製剤使用者）※3	1回／3か月			●			●			●			●
亜鉛	1回／半年	●（5〜7月、11〜1月で分散実施）											
カルニチン	1回／半年	●（5〜7月、11〜1月で分散実施）											
血液ガス	1回／年	●（5〜7月で分散実施）※本院は 1 年間で分散実施											

透析定期検査　透析後の採血	測定頻度	1月	2月	3月	4月	5月	6月	7月	8月	9月	10月	11月	12月
透検後　生化（BUN、Cr、UA、Na、K、Ca、IP、TP）	2回／年						●						●
透析後　血算	2回／年						●						●

※1……AST、ALT、LDH、γ-GTP、Tcho、TG、HDL、LDL、Fe、TIBC、Ch-E
※2……AST、ALT、LDH、γ-GTP、TBIL、Tcho、TG、Ch-E
※3……マグラックス®、マグミット®、カマ、酸化 Mg 使用者
○4 週目採血……プラリア®、Ca 受容体作動薬（レグパラ®、オルケディア®、パーサビブ®）を投与開始した患者（再開した患者）は、2 か月間は 2 週間ごとに測定する。
その後も必要な場合、1 週間ごとに検査結果を見たい場合は医師が別途指示を出す。

透析ケア　2024 年 冬季増刊　**67**

病患者における腎性貧血治療のガイドライン』では、透析前ヘモグロビンの目標値は10g/dL以上12g/dL未満とされています[2]。

貧血は心不全の原因になり、予後にも影響します。透析患者の場合、ヘモグロビン値を正常くらいまで高くしてしまうと、脳卒中や心筋梗塞などの発症が増加することが知られています。そのため、ヘモグロビン値を目標値の範囲で管理することが重要です。

ヘモグロビン値が目標値から外れている場合、赤血球造血刺激因子製剤（erythropoiesis stimulating agent；ESA）や低酸素誘導因子-プロリン水酸化酵素（hypoxia-inducible factor prolyl hydroxylase；HIF-PH）阻害薬の量を調整します。ヘモグロビン値は経時的変化をみていくことが重要です。

鉄代謝

腎性貧血の管理において、ヘモグロビンとともに鉄動態を観察していく必要があります。鉄は赤血球の原料になるからです。おもにトランスフェリン飽和度（transferrin saturation；TSAT）と血清フェリチンの値を見て、鉄の過不足を判断します。

TSATは20％以上、血清フェリチンは100ng/mL以上300ng/mL未満が目標値とされています[2]。不足している場合は鉄補充を行い、数値を管理します[2]。

CKD-MBD関連データ
リン（P）、カルシウム（Ca）、副甲状腺ホルモン（PTH）

慢性腎臓病に伴う骨・ミネラル代謝異常（chronic kidney disease-mineral and bone disorder）の英語の頭文字をとって、CKD-MBDと表します。これは高リン（P）血症や二次性副甲状腺機能亢進症（secondary hyperparathyroidism；SHTP）から腎性骨症や血管石灰化が生じ、結果的に骨折や心血管イベントの発症・死亡につながるという疾患概念です。CKD-MBDの管理で重要視される血液検査は血清リン、血清カルシウム（Ca）、副甲状腺ホルモン（parathyroid hormone；PTH）です。

『慢性腎臓病に伴う骨・ミネラル代謝異常の診療ガイドライン』[3]では、これらの管理目標値を 表2 [3]のように示しています。これら3項目の生命予後に対する重要度は、リン＞カルシウム＞PTHとされています。

CKD-MBDの治療に使われる薬剤は多くの種類があります。ビタミンD_3製剤、リン吸着薬、高リン血症治療薬、カルシウム受容体作動薬などを調整して処方し、患者の年齢や栄養状態を考慮してデータを管理します。

表2 リン、カルシウム、PTHの目標値（文献3を参考に作成）

血清リン	血清補正カルシウム※	PTH	
		intact PTH	whole PTH
3.5 〜 6.0mg/dL	8.4 〜 10.0mg/dL	60 〜 240pg/mL	35 〜 150pg/mL

※血清アルブミン（Alb）が 4.0g/dL 未満の場合は、以下の Payne の補正式を用いる。
　補正カルシウム濃度＝実測カルシウム濃度＋（４－アルブミン濃度）

透析量を評価するための検査
spKt/V、 $β_2$ ミクログロブリン（$β_2$-MG）

spKt/V

　単回の透析量を評価する指標として、single pool Kt/Vurea（spKt/V）が広く用いられています[4]。Kt/Vは透析前後の血中尿素窒素（blood urea nitrogen；BUN）値や体重、透析時間をもとに計算される数値で、BUNを体からどのくらい除去したかという目安になります。『維持血液透析ガイドライン：血液透析処方』では、Kt/Vの目標値は1.2を最低限とし、1.4以上を推奨しています[4]。

$β_2$ ミクログロブリン（$β_2$-MG）

　中長期的な透析量の指標として、$β_2$ ミクログロブリン（$β_2$-MG）が用いられます。$β_2$-MGは分子量約10,000の低分子蛋白で、透析アミロイドーシスの原因物質です。$β_2$-MG濃度は予後に影響することがわかっており、ガイドラインでは、最大間隔透析前血清$β_2$-MG濃度が30mg/L未満になるように透析条件を設定することが推奨されています[4]。

栄養状態を評価するための検査
アルブミン（Alb）、標準化蛋白異化率（nPCR）

アルブミン（Alb）

　アルブミン（Alb）は血漿浸透圧の維持、血液中の物質運搬などの機能をもつ蛋白質で、低アルブミン血症の透析患者は予後が悪いことがわかっています。アルブミン値はたんぱく質・エネルギー消耗状態（protein-energy wasting；PEW）の診断基準に含まれており、

栄養状態の指標として利用されます。しかし、アルブミン値は栄養障害以外にも炎症や肝障害、悪性腫瘍、透析による漏出などの影響も受けるため、必ずしも栄養状態だけを反映しているとはいえません。アルブミンの標準値は3.5～5.0g/dLです[1]。

標準化蛋白異化率（nPCR）

血液透析（hemodialysis；HD）前後のBUN値を用いて計算される標準化蛋白異化率（normalized protein catabolic rate；nPCR）は、蛋白質摂取量の目安になります。nPCRの標準値は、0.9～1.2g/kgBW/日です[1]。CKD-MBD関連データであるリン値に異常がある場合、nPCRを用いて蛋白質摂取量の過不足がないかどうかを評価して、患者指導に活用することができます[1]。

糖尿病の管理指標　随時血糖、グリコアルブミン（GA）

糖尿病患者の血糖管理の評価には、通常、HbA1cが用いられます。しかし、透析患者では赤血球寿命が短く、ESAの影響を強く受けるため、HbA1cは低値を示す傾向があります。よって、HbA1cは透析患者の血糖管理指標には向きません。

『血液透析患者の糖尿病治療ガイド2012』では、透析患者の血糖管理に随時血糖値（透析前血糖値）とグリコアルブミン（GA）値を推奨しています[5]。随時血糖値は180～200mg/dL未満、グリコアルブミンは20.0％未満が目標値です[5]。また、心血管イベントの既往歴があり、低血糖傾向がある場合には、グルコアルブミン値24.0％未満が暫定的目標値として提案されています[5]。

引用・参考文献

1) 友雅司編. 改訂2版 透析患者の検査値ポケットブック：患者指導にすぐ使える. 大阪, メディカ出版, 2020, 200p.
2) 日本透析医学会. 2015年版 慢性腎臓病患者における腎性貧血治療のガイドライン. 日本透析医学会雑誌. 49（2）, 2016, 89-158.
3) 日本透析医学会. 慢性腎臓病に伴う骨・ミネラル代謝異常の診療ガイドライン. 日本透析医学会雑誌. 45（4）, 2012, 301-56.
4) 日本透析医学会. 維持血液透析ガイドライン：血液透析処方. 日本透析医学会雑誌. 46（7）, 2013, 587-632.
5) 日本透析医学会. 血液透析患者の糖尿病治療ガイド2012. 日本透析医学会雑誌. 46（3）, 2013, 311-57.

血液検査で何をみているの?／重要な血液検査項目①カリウム

医療法人社団清永会矢吹病院 副院長　伊東 稔（いとう・みのる）

●血液検査とは

透析患者さんの状態を把握するために、定期的に血液検査を行っています。血液検査のデータを見ていくことで、現在の治療や自己管理がうまくいっているのか判断することになります。

さまざまな検査項目がありますが、毎月測定されるものは、薬や透析条件を細かく決めていくうえでとても重要です。患者さんにとっても、検査データの意味がわかると毎日の自己管理に役立つと思います。

たくさんの検査のなかで、患者さんにもっとも知っておいてほしい重要な血液検査は、カリウム（K）、ヘモグロビン（Hb）、カルシウム（Ca）、リン（P）、副甲状腺ホルモン（PTH）です。

●カリウム（K）

　基準値　3.6〜4.8mEq/L

カリウムは、神経や筋肉、心臓に影響する重要な電解質です。高すぎても低すぎても、しびれや脱力、胃腸症状、不整脈などの原因となり、命にかかわることもあります。

基準値から外れてしまう場合、原因を調べて治療方法を検討します。食事療法、薬物療法、透析条件変更などで対処します。

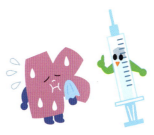

重要な血液検査項目②ヘモグロビン、リン、カルシウム、副甲状腺ホルモン

医療法人社団清永会矢吹病院 副院長　**伊東 稔**（いとう・みのる）

●ヘモグロビン（Hb）

> 基準値　10g/dL 以上 12g/dL 未満

　腎臓病の患者さんは、腎臓でつくられる造血ホルモンが不足するため、赤血球が不足しやすくなります。これを腎性貧血といいます。貧血の状態を評価するための検査項目がヘモグロビン（Hb）です。

　貧血の原因には造血ホルモンの不足以外にも、鉄の不足や栄養素の不足、出血などが隠れていることがあります。ヘモグロビン値が基準値から外れないように、検査データを見て薬の調整をしています。

●リン（P）、カルシウム（Ca）、副甲状腺ホルモン（PTH）

> 基準値
> 血清リン　3.5 〜 6.0mg/dL
> カルシウム　8.4 〜 10.0mg/dL
> 副甲状腺ホルモン（intact PTH）　60 〜 240pg/mL
> 副甲状腺ホルモン（whole PTH）　35 〜 150pg/mL

　透析患者さんの脳や心臓の血管が石灰化する病態や、骨が弱くなる病態は、CKD-MBD（慢性腎臓病に伴う骨・ミネラル代謝異常）とよばれています。患者さんの予後を改善するため、CKD-MBDに対するさまざまな治療が行われています。

　CKD-MBDを管理するうえで重要なデータが、リン（P）、カルシウム（Ca）、副甲状腺ホルモン（PTH）です。それぞれの数値が基準値になるように薬や透析条件を考え、必要な場合は食事療法を強化します。

4

透析患者に必要な画像・生理学的検査

信州大学医学部附属病院 腎臓内科 科長／診療教授　**上條 祐司**（かみじょう・ゆうじ）

はじめに

　透析患者は腎機能が廃絶しているため、良好な透析療法を継続しないとすぐに体調が悪くなってしまいます。透析患者の体の状態の変化を日々しっかりと把握し、適正な透析条件を個々に設定することが、安全かつ効率的な透析医療の提供のために必要です。

　また、透析患者は多彩な合併症を併発する集団でもあります。日本透析医学会の統計調査によると、2022年の透析患者の死因の第1位は感染症（22.6％）、第2位は心不全（21.0％）、第3位は悪性腫瘍（7.6％）、第4位は悪液質／尿毒症／老衰など（7.1％）、5位は脳血管障害（5.4％）、第6位は心筋梗塞（3.3％）でした[1]。透析患者の予後改善のためには、これらの合併症を防ぐ必要があります。そのためには、合併症の早期発見・早期治療が有効であり、スクリーニング目的のためにさまざまな画像・生理学的検査を行う必要があります。

胸部エックス線検査

透析患者におけるエックス線検査

　エックス線検査は、放射線の体内の透過性の差を利用して体の内部の様子をモノクロ画像にして観察するエックス線を用いた、基本的な画像検査です。放射線被曝量がきわめて少なく、短時間で施行可能で、迅速診断ができるため、スクリーニング検査として行われます。

　胸部エックス線検査は、肺や心臓、血管、骨といった各臓器の状態がわかりますが、とくに透析患者では、体液量評価や、透析後の目標体重であるドライウエイト（dry weight；DW）の設定のために定期的に行われます。

心胸比（CTR）

　胸部エックス線写真から計測する心胸比（cardiothoracic ratio；CTR）は、適正なDW

透析ケア　2024年 冬季増刊　**73**

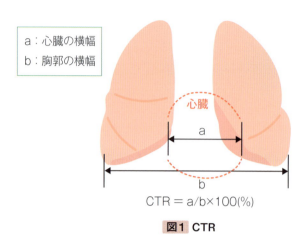

図1 CTR

設定を判断するために重要です。CTRは、胸郭の横幅に対して心臓の横幅が何％であるかを示したものです 図1 。

　CTRの基準値は、男性50％以下、女性50～55％とされることが多いです[2, 3]。一般的には透析後のCTRが50％以下を目指す施設が多く、CTR 50％以下で透析中血圧が低下するような場合にはDWを増加させる方向に、CTR 50％以上では減少させる方向に考えます。透析患者では、定期的に月に1～2回程度測定していることが多いですが、安定している患者では2月に1回程度の場合もあります。逆に、DW設定がずれてきた場合には、適正なDWになるまでこまめに測定する場合もあります。

　CTRは透析前後の除水量により変化するので、溢水になる危険性を把握するためには体重がもっとも増加している週はじめの透析前に検査するのがよいです。一方、DWまで到達した際の体液量の状態を確認するためには透析後に検査するのがよいです。同じ患者で経時的にCTRの変化を追っていくためには、どのタイミングで胸部エックス線写真を撮影したのかを把握しておく必要があります。

そのほかの活用

　透析患者の感染症には肺炎が多く、呼吸器感染症が疑わるような場合にも胸部エックス線検査は行われます。また、透析用カテーテルが必要な患者では、カテーテル挿入合併症の評価（気胸など）やカテーテル先端の位置確認にも利用されます。大動脈の血管石灰化なども確認できるので、血管石灰化の指標にもなります。

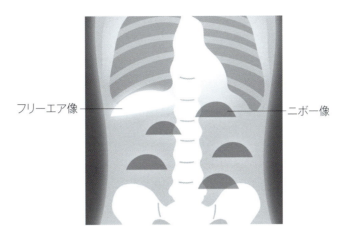

図2 腹部エックス線検査

腹部エックス線検査

　腹部エックス線検査は、患者が訴えることの多い腹痛や便秘など、腹部の異常の原因を調べるために行われます。単純エックス線検査では、腸管内のガスの状態や腸管の拡張具合がわかります。

　透析患者は便秘を訴えることが多いですが、腸がつまってしまう腸閉塞（イレウス）は入院を要する緊急疾患です。腸閉塞では特有の腸管ガス像（ニボー像）が認められるため、腹部エックス線検査で容易に診断できます 図2 。また、腸閉塞が悪化して腸に穴があいてしまう腸管穿孔では緊急手術が必要になりますが、その場合には横隔膜の下に三日月状のガス像（フリーエア像）が認められるため、早期診断にも有効です 図2 。

　一般的には、立位正面像と仰臥位像を撮影することが多いです。そのほかに、カルシウム（Ca）成分が白く写ることから、結石や異所性石灰化、骨の状態変化などを観察する目的で撮影されることもあります。

コンピュータ断層撮影（CT）検査

　コンピュータ断層撮影（computed tomography：CT）検査は、多方向からエックス線を照射し、その情報をコンピュータで解析して立体的な画像を得る検査です。体の周りをエックス線発生器とエックス線検出器が回転してスライス画像を連続的に生成する方法はヘリカル（らせん状）スキャンCTとよばれ、広く普及しています。エックス線検査と比

べて放射線被曝量の多い検査ですが、エックス線検査では判断できない病変や病変の広がりを確認することができます。

　CT検査で認識できる病変は幅広く、炎症性疾患や悪性腫瘍、血管病変の評価などさまざまな用途で使用されます。血液検査やエックス線検査などの基本的検査で異常があった場合の精査に用いられることや、悪性腫瘍のスクリーニングのため年に1回程度行われることもあります。

　体内の血管や臓器をより詳細に映し出すことを目的に、造影剤を用いることもあります（造影CT検査）。造影剤を使用する場合、造影剤アレルギーを生じる人がいるので、使用する場合には、造影剤による過去の有害事象の有無の聴取が必要です。

心電図検査

　心電図検査は、心臓の電気信号を波形として記録するもので、不整脈や心筋虚血性変化（狭心症や心筋梗塞など）、心房・心室肥大といった心臓の異常の検出のために行われます。透析患者は心血管疾患（cardiovascular disease；CVD）のハイリスク群であるとともに、血液透析（hemodialysis；HD）自体が循環動態に大きく影響する治療であるため、頻回に行われます。

　心電図には、モニター心電図や12誘導心電図、ホルター心電図などがあり、目的により使い分けます。

　モニター心電図は、不整脈や虚血性心疾患のある患者、透析中に不整脈や急激な血圧低下などの急変リスクのある患者の持続的なモニタリングとして使用します。

　モニター心電図で異常があった場合や、急な胸痛が起こった場合、定期的な心臓評価を行う場合には、12誘導心電図を施行します。12誘導心電図は、1回の検査で12種類の波形が得られ、それぞれの波形の変化から、心臓で何が起こっているかを推測することができます。

　ホルター心電図は、1日分の波形を記録することができ、発作的に起こる不整脈や狭心症などの精査に用いられます。

　心電図検査でわかることは幅広いですが、多くの心電図計では自動解析結果が表示されるので、参考にするとよいでしょう。

心臓超音波（エコー）検査

心臓超音波（エコー）検査は、心臓にエコーをあてて跳ね返ってきた反射波を画像にする検査です。エックス線検査と異なり被曝の心配はなく、体への負担は少ない検査です。心臓の大きさや形、動き、心筋の厚みや形態、弁の状態や機能などをリアルタイムで観察することができます。透析患者に多い心不全や弁膜症、虚血性心疾患などの評価目的に行われます。

透析患者では、高血圧や体液過剰、電解質異常、虚血性心疾患、弁膜症、シャント血流の影響など、さまざまな原因により心臓に負担がかかり、CVDを発症することが多いため、これらの病態の早期発見・予防や治療後の経過観察目的などで行うことが多いです。この検査で異常があった場合には、循環器内科など専門診療科で評価してもらう必要があります。

近年、CVDの治療は目ざましく発展しているため、早期に発見されれば予後が改善することが期待されます。透析患者の死因として、CVDはとても多いので、積極的な検査の実施が必要です。

引用・参考文献

1) 日本透析医学会. わが国の慢性透析療法の現況（2022年12月31日現在）. 日本透析医学会雑誌. 56（12）, 2023, 473-536.
2) 日本透析医学会. 血液透析患者における心血管合併症の評価と治療に関するガイドライン. 日本透析医学会雑誌. 44（5）, 2011, 337-425.
3) 日本透析医学会. 維持血液透析ガイドライン：血液透析処方. 日本透析医学会雑誌. 46（7）, 2013, 587-632.

胸部エックス線検査

信州大学医学部附属病院 腎臓内科 科長／診療教授　**上條 祐司**（かみじょう・ゆうじ）

胸部エックス線検査とは

- 肺、心臓、血管、骨といった各臓器の状態や、体の中の体液量を評価するために、エックス線という弱い放射線を用いて胸部の写真を撮る検査です。
- 放射線を使う検査ですが、被ばく量はきわめて少なく、検査にかかる時間もわずかです。
- 透析患者さんでは、透析後の目標体重（ドライウエイト［DW］）を決めるためにたいへん役立ちます。

この検査でわかること

　胸部エックス線検査では、心胸比（CTR）を計測することで、体に余分な水分がたまっているかどうかがわかります。この数値と透析中の血圧などによって、適正な目標体重を決めていきます。

　また、肺炎などが疑われるような場合や、透析用カテーテルの状態評価、血管石灰化の評価などのためにも行います。

検査時の注意点

- しっかりと息を吸い込んだ状態で測定する必要があります。
- 撮影時は診療放射線技師の指示に従い、しっかりと息を止めてください。
- ネックレスや、ホックなどの金具・プラスチック類がついた下着、湿布、磁器類（ピップエレキバン®など）、カイロは外してください。
- 妊娠中、妊娠の可能性がある場合には、スタッフに申し出てください。

腹部エックス線検査

信州大学医学部附属病院 腎臓内科 科長／診療教授　**上條 祐司**（かみじょう・ゆうじ）

腹部エックス線検査とは

- 腹痛や便秘などお腹の症状の原因を調べるために、エックス線という弱い放射線を用いて腹部の写真を撮る検査です。
- 放射線を使う検査ですが、被ばく量はきわめて少なく、検査にかかる時間もわずかです。

この検査でわかること

腸内のガスの状態、腸管の拡張具合、結石などの有無がわかります。立って撮影したり、あおむけになって撮影したりすることで、腸内のガスの状態がよりわかるようになります。

検査時の注意点

- コルセットや、ホックなどの金具・プラスチック類がついた下着、湿布、磁器類（ピップエレキバン®など）、カイロは外してください。
- ボタンやファスナーがあるズボンを着用している場合には、脱いでもらう必要があります。

コンピュータ断層撮影（CT）検査

信州大学医学部附属病院 腎臓内科 科長／診療教授　**上條 祐司**（かみじょう・ゆうじ）

コンピュータ断層撮影（CT）検査とは

- 多方向からエックス線を照射し、コンピュータを用いて立体的な画像を得る検査です。
- エックス線検査よりも放射線被ばく量は多くなりますが、エックス線検査では判断できない病変や病変の広がりを確認することができます。

この検査でわかること

CT検査は肺炎、がん、血管病などの正確な診断に必要であり、血液検査やエックス線検査などの基本的検査で異常があった場合にも必要となります。また、がんのスクリーニングのために行うこともあります。

検査時の注意点

- 体内の血管や臓器がよりはっきりと写るようにするために、造影剤を用いることがあります。造影剤を使用する場合、造影剤により具合が悪くなる人がいますので、以前にそのようなことが起こったことがある場合は、事前にスタッフに申し出てください。
- 造影剤を用いる場合に、食事を抜くことを指示される場合があります。
- 糖尿病治療薬を服用している人や、心臓ペースメーカを使用している人、植込み型除細動器を使用している人、妊婦または妊娠の可能性のある人は、スタッフに申し出てください。

心電図検査

信州大学医学部附属病院 腎臓内科 科長／診療教授 　**上條 祐司**（かみじょう・ゆうじ）

心電図検査とは

- 心電図検査は、心臓の電気信号を波形として記録するもので、心臓の病気をみつけるために行う検査です。

- 血液透析（HD）中は血圧や脈拍が変化しやすいので、そのようなことが起こりやすい患者さんには、透析中ずっとモニター心電図をつけてもらう必要があります。

この検査でわかること

　モニター心電図で異常があった場合や、急に胸が痛くなったりした場合には、心臓で何が起こっているかを正確に判定できる12誘導心電図を行います。12誘導心電図は、定期的な心臓の状態評価のため、健診目的でも行われます。

　ときどき、不整脈が起こったり、胸が痛くなったりするような患者さんでは、24時間ずっと心電図を測定することができるホルター心電図をつけてもらうこともあります。

検査時の注意点

- 心電図検査中は体を動かさず、話をしないようにしてください。

- 心電図検査中は電気製品を使用しないようにしてください。

- 検査前には食事や運動は控えてください。

- 静かな環境で検査を行います。

- これらの検査で異常があった場合には、循環器内科などの専門診療科に紹介する場合があります。

心臓超音波（エコー）検査

信州大学医学部附属病院 腎臓内科 科長／診療教授　**上條 祐司**（かみじょう・ゆうじ）

心臓超音波（エコー）検査とは

- 心臓に超音波（エコー）をあてて、跳ね返ってきた反射波を画像にする検査です。
- 放射線被ばくの心配はなく、体への負担は少ない検査です。

この検査でわかること

心臓の大きさや形、動き、心筋の厚みや形態、弁の状態や機能などをリアルタイムで観察することができます。透析患者さんは心臓や血管の病気になりやすいため、これらの病態の早期発見・予防や治療後の経過観察のために重要な検査です。

検査時の注意点

- プローブを押しあてるときに、痛みを感じることがあります。
- 検査中は体を動かさないようにしてください。
- 胸を出せるよう、検査当日は脱ぎ着がしやすい服装をしてきてください。
- 食事制限はありません。
- 心臓超音波検査で異常があった場合には、循環器内科など専門診療科で評価してもらう必要があります。近年は心臓や血管の病気に対する治療はとても進歩しており、早めに発見されれば、後遺症なく治すことが可能です。

5

感染対策

医療法人社団豊済会下落合クリニック 理事長／院長　**菊地 勘**（きくち・かん）

はじめに

　新型コロナウイルス感染症（COVID-19）のパンデミックが発生して、改めて透析室における感染対策の重要性が認識されました。透析室は種々の要因から、飛沫感染症、接触感染症および血液媒介感染症の院内感染が起こりやすい現場です。このため、透析室では標準予防策（スタンダードプリコーション）に加えて、感染経路別予防策を徹底することが重要であり、日本では『透析施設における標準的な透析操作と感染予防に関するガイドライン（六訂版）』[1] に基づいた感染対策が推奨されています。

　定期的に患者と透析室スタッフへの教育を行い、全員でガイドラインに準拠した感染対策を行うことが求められます。

透析患者はなぜ感染症にかかりやすいのか

透析患者の内的要因

　慢性腎不全（chronic renal failure；CRF）に伴う尿毒症、炎症性サイトカインの増加が、液性免疫や細胞性免疫の低下を起こすことが報告されています[2]。また、2022年末の慢性透析患者の平均年齢は69.87歳、透析導入患者の平均年齢は71.42歳であり、年々高齢化しています[3]。2022年末の慢性透析患者294,058人のうち（原疾患や既往の不明を除く）、糖尿病性腎症（diabetic nephropathy；DN）を原疾患とする患者または糖尿病の既往のある患者は167,833人（57.1％）であり、多くの透析患者が糖尿病を合併しています[4]。

　高齢も糖尿病も、単独で免疫能が低下するうえ、さらに末期腎不全（end-stage kidney disease；ESKD）が加わることにより、一般人口と比べて免疫能が低下している状態です。この免疫能の低下により、透析患者は一般人口と比較して、肺炎による死亡が高率であることが報告されています[5] 表1。

透析ケア　2024年 冬季増刊　**83**

表1 透析患者の免疫能の低下の要因

- ESKD による免疫能の低下
- 糖尿病合併患者の増加
- 高齢透析患者の増加
- 低栄養
- 透析医療由来の影響
  患者の血液は透析膜や透析液に接するため、透析膜の種類や透析液の清浄化不足などが免疫に影響する可能性がある
- 原疾患に対する治療
  ステロイド薬や免疫抑制薬の服用によって免疫能力が低下する

表2 透析環境の特殊性

- 複数の患者が同一の部屋でベッドや透析機器、更衣室などの空間を共有し、透析時間を過ごしている
- 透析患者は、1回3～5時間、週3回の治療を否応なく受ける必要があり、院内やパブリックスペースでの感染の機会が増加する
- 透析では穿刺や返血など観血的な治療が行われる
- 抗凝固薬や、貧血、慢性腎臓病に伴う骨・ミネラル代謝異常（chronic kidney disease-mineral and bone disorder；CKD-MBD）関連の静脈注射製剤の使用が多い
- 入院透析の可能な透析室では、入院患者と外来通院患者が混合で治療を受けている

バスキュラーアクセス（VA）からの感染

　内シャント、人工血管、表在化動脈、留置カテーテルは透析患者に特有のものです。バスキュラーアクセス（vascular access；VA）に穿刺する際、穿刺者の手指の汚染からの感染、患者の保有する菌からの感染、固定用のテープからの感染を起こす可能性があります。実際、透析患者は敗血症での死亡率が高いことが報告されています[3]。

透析患者はなぜ感染症が多いのか

透析患者の外的要因

　透析療法では、複数の患者を同時に診療します。そのため、個々の患者を1対1で診療する一般外来と比べて、飛沫感染症や空気感染症が集団で伝播する危険性が高くなります。また、午前と午後、月・水・金曜日と火・木・土曜日で、同一のベッドや透析機器を共有することから、適切な環境消毒が行われなければ、時間帯や曜日を超えて接触感染が伝播する可能性があります 表2 。

　加えて、感染症流行期やパンデミック時には、ステイホームやテレワークが推奨されていますが、透析患者では否応なく週3回の通院が必要となります。自宅から透析施設までの通院時に、電車やバスなどの公共交通機関を使用することとなり、公共の場で感染症に罹患する機会が増加します。

84 透析ケア　2024年 冬季増刊

透析室では穿刺や返血など観血的治療が行われ、透析合併症治療のために使用される静脈注射製剤の使用が多いことから、一般の人よりも血液媒介感染症のリスクが高くなります。また、入院と外来の透析が混合で行われている施設では、流行感染症が外来から病棟に持ち込まれるリスクがあります。

血液媒介感染症

透析室で注意する血液媒介感染症には、B型肝炎ウイルス（hepatitis B virus；HBV）や、C型肝炎ウイルス（hepatitis C virus；HCV）、ヒト免疫不全ウイルス（human immunodeficiency virus；HIV）が挙げられます。透析患者のHBs抗原陽性率は1.38％、HCV抗体陽性率は4.7％であり、一般人口と比べて高い有病率です[6]。

透析患者は血液媒介感染症のハイリスク集団であり、『透析施設における標準的な透析操作と感染予防に関するガイドライン（六訂版）』[1]に準拠した透析施設での血液媒介感染症対策が重要となります。

飛沫感染症

飛沫距離は1〜2mですので、適切なベッド間隔の確保、透析室における患者とスタッフのマスクの着用、適切な換気が重要となります。

透析室のベッド間隔が1m未満の施設が多く、密集した状況で治療を行っているといえます。患者は待合室、更衣室、送迎車で接触する機会も多いため、インフルエンザなど飛沫感染症の危険が増加します。

接触感染症

患者と透析室スタッフの手指衛生の徹底と、適切な消毒薬による環境清拭が重要です。

透析患者の皮膚は正常な皮膚にも黄色ブドウ球菌などの細菌が定着していることが多く、複数の患者に対応・巡回しているスタッフの手指や衣服は、病原で汚染されている可能性があります。手指衛生の不十分なスタッフから穿刺や血圧・脈拍測定、薬剤の注射を受けた場合、感染の可能性が上昇します。また、患者はベッドや待合室、更衣室、送迎車を共有しており、接触感染が発生しやすい環境にあります。

第2章 透析患者の検査・シャント・セルフケア

5 感染対策

透析ケア 2024年 冬季増刊 **85**

透析室での感染対策

個人防護具（personal protective equipment；PPE）の着用

つねにサージカルマスクを着用し、穿刺や止血、カテーテルへのアクセス・管理、創部の処置などの手技の前には、未使用のディスポーザブル手袋を着用します。手技の前後では、石けんと流水による手洗い、速乾性手指消毒薬による手指衛生を行います。透析の開始時や終了時、創部の処置などの手技を行う場合は、ディスポーザブルの非透水性ガウンまたはプラスチックエプロン、サージカルマスク、ゴーグルあるいはフェイスシールドを着用します。

透析終了後の環境整備[1]

- リネン（シーツ、枕カバー、毛布カバー）などは患者ごとに交換します。
- 透析装置外装やベッド柵、オーバーテーブルは、透析終了ごとに清拭を行います。
- 聴診器や体温計、血圧計カフは使用後に毎回清拭を行います。
- 透析室での器具の清掃および消毒は、0.05～0.1％の次亜塩素酸ナトリウム、ペルオキソ一硫酸水素カリウム配合剤、アルコール系消毒薬、0.5％加速化過酸化水素水のいずれかで清拭を行います。
- 鉗子やトレイなどは、使用ごとに熱水消毒（80℃で10分）または、洗浄剤を用いて十分な予備洗浄を行い、0.1％の次亜塩素酸ナトリウムに30分間漬けた後、十分に水洗いをします。

引用・参考文献

1）日本透析医会「透析施設における標準的な透析操作と感染予防に関するガイドライン」改訂に向けたワーキンググループ. 透析施設における標準的な透析操作と感染予防に関するガイドライン（六訂版）. 東京, 日本透析医会, 2023, 146p.

2）Kato, S. et al. Aspects of immune dysfunction in end-stage renal disease. Clin. J. Am. Soc. Nephrol. 3（5）, 2008, 1526-33.

3）日本透析医学会. わが国の慢性透析療法の現況（2022年12月31日現在）. 日本透析医学会雑誌. 56（12）, 2023, 473-536.

4）日本透析医学会. Web-based Analysis of Dialysis Data Archives（WADDA）System Ver2.1.（2024年3月閲覧）.

5）Sarnak, MJ. et al. Pulmonary infectious mortality among patients with end-stage renal disease. Chest. 120（6）, 2001, 1883-7.

6）日本透析医学会. わが国の慢性透析療法の現況（2018年12月31日現在）. 日本透析医学会雑誌. 52（12）, 2019, 679-754.

透析と感染症

医療法人社団豊済会下落合クリニック 理事長／院長　**菊地 勘**（きくち・かん）

透析患者さんは感染症にかかりやすい！

　透析患者さんは週に３回の通院が必要であり、送迎車や更衣室、待合室、透析ベッドなどを共有していることから、感染症にかかる機会が多く、患者さんの間で感染する危険性が高くなります。

　インフルエンザやノロウイルス、新型コロナウイルス感染症（COVID-19）などの感染症は、来院してから体調不良を申告しても、すでに共有スペースで誰かにうつしている可能性が高いです。そのため、透析施設における感染症の知識の周知徹底は非常に重要であり、患者さんの協力なしに透析室での感染対策はできません。

● 透析室での感染対策の基本

- 透析患者さんは末期腎不全（ESKD）であることに加えて、高齢や糖尿病などによる易感染性が存在するため、腎機能が正常な人と比べて感染症にかかる可能性が高いです。

- 送迎車や更衣室、透析室などでは集団生活を送ることになるため、感染対策のルールを守りましょう。

- 毎日体温を測定して健康状態を把握し、ほかの患者さんへの感染が危ぶまれる症状があるときは、来院前に透析室にかならず連絡しましょう。

- インフルエンザウイルスやノロウイルス、新型コロナウイルス感染症などへの感染が疑われる場合は、ほかの患者さんと接触しないように注意しましょう。

透析時に行われている感染対策

医療法人社団豊済会下落合クリニック 理事長／院長　**菊地 勘**（きくち・かん）

●透析室の感染対策

- 感染症が疑われる場合は、透析室に入室する前に診察を行い、医師の診断の後に、個室隔離透析や空間的な隔離透析や時間的な隔離透析など、病態に応じた対応を行います。
- 飛沫感染症（インフルエンザやノロウイルス、新型コロナウイルス感染症［COVID-19］など）の流行時期には、つねにマスクを着用しましょう。
- くしゃみや咳の症状がある場合には、つねにマスクを着用しましょう。
- 適切なタイミングで、手洗いやアルコールベースの消毒液を使用した手指衛生を行いましょう。
- 入室前のシャント肢の手洗いが重要です。穿刺の前には、シャントの穿刺部位をポビドンヨードやクロルヘキシジンなどで消毒しますが、入室前にシャント肢の手洗いを行うことで、皮膚の常在菌をより減少させることができ、シャントを介した感染が減少します。また、シャント肢の乾燥を予防するための保湿も重要です。

院内感染を予防するために、透析室では基本的な感染対策を守りましょう。
患者さん一人ひとりの心がけが、集団感染を予防するために重要です！

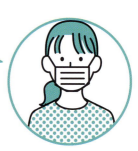

自宅での感染対策

医療法人社団豊済会下落合クリニック 理事長／院長 **菊地 勘**（きくち・かん）

　透析患者さんにとって、感染症の予防は重要です。家庭内での対策を徹底することで、感染のリスクを最小限に抑えることができます。

● 自宅での感染対策の基本

- 体温測定など、健康状態を毎日チェックします。
- 咳や発熱、下痢などの症状がある場合は、送迎車に乗る前および透析施設へ来院する前に、透析施設に連絡します。
- 手洗いをしっかりと行います。外出から帰宅した際や、食事前、トイレ後などに、石けんと流水でしっかりと手を洗います。
- 外出時などで手洗いができない場合、アルコールベースの消毒液を使用して手を消毒します。
- 家庭内でも風邪などの症状がある場合は、家族にうつさないためにマスクを着用します。
- 同居家族に風邪などの症状がある場合は、できるだけ透析患者さんとは別の部屋で過ごすようにします。
- ワクチンで予防できる感染症がありますので、必要に応じてワクチン接種を行います。透析患者さんに接種が推奨されているワクチンには次のものがあります 表 。

表 接種が推奨されているワクチン

・B 型肝炎ワクチン	・肺炎球菌ワクチン
・インフルエンザワクチン	・新型コロナワクチン
・RS ウイルスワクチン	・麻疹ワクチン
・風疹ワクチン	・帯状疱疹ワクチン

透析ケア　2024年 冬季増刊

6 バスキュラーアクセス（VA）と穿刺

医療法人正治会かいべ循環器・透析クリニック 技術顧問／血液浄化専門臨床工学技士
森上 辰哉（もりがみ・たつや）

バスキュラーアクセス（VA）とは

バスキュラーアクセス（VA）とシャント

　血液透析（hemodialysis：HD）は間歇治療（一定の間隔をあけてくり返し行う治療）であり、週3回、1回あたり4〜5時間程度実施します。そのため、比較的大量の血液（1分間に200〜300mL程度）を浄化（灌流）する必要があり、その血液を取り出すための準備をしなければなりません。これがバスキュラーアクセス（vascular access：VA）です。

　これだけ多くの量の血液を流すとなると、動脈に直接針を刺して取り出さないといけませんが、動脈への直接穿刺は簡単にはいきません。そこで、流量が多い動脈と穿刺が比較的容易にできる表在静脈をつないで（吻合）、動脈を流れる血液を一部横取りします。これをシャントとよびます 図1 。

　シャントを作製すると、動脈から横取りした血液は栄養や酸素の運搬など、通常の仕事をせずに、いわば体外循環で血液を浄化するためだけに流れるので、本来末梢に送るべき血液量に上乗せして心臓を拍出させなければなりません。すなわち、心臓につねに量的な負荷がかかっているということになります。

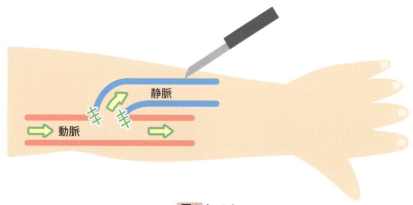

図1 シャント

VAの種類

VAは、シャントと非シャントに大きく分けられます。

■ シャント

シャントとは、動脈と静脈をつなぐことであり、自己血管内シャント（arteriovenous fistula；AVF）と人工血管内シャント（arteriovenous graft；AVG）の2種類があります。

■ 非シャント

非シャントでHDを実施する場合、①動脈直接穿刺、②動脈表在化、③留置カテーテルがあります。

動脈直接穿刺は動脈そのものが深部に位置するため、血管をとらえることは容易ではありません。

同じく、深部の動脈を穿刺しやすいように皮下に持ち上げる、動脈表在化があります。これは手術を必要としますが、穿刺するときには血管がとらえやすくなります。

留置カテーテルには非カフ型とカフ型があり、短期的には急性腎障害（acute kidney injury；AKI）やVAが使用不可能になったときの緊急用として作製します。長期的にはシャント造設がむずかしいときや、高度の心不全、またはシャントはあるが穿刺困難なときに作製します。

■ 個々にあったVAの選択

このようにさまざまなVAがありますが、実際には多くの人がシャントを作製しており、そのなかでもAVFが圧倒的多数です。しかし、透析歴とともに血管が傷んでくると、AVGに移行せざるをえない人が増加します 図2 [1]。

いずれにしても、VAは高流量の血液を体外循環させるために必要不可欠なものであり、患者個々にあった方法を選択する必要があります。

シャントに発生するトラブル

トラブルの種類 p.100参照

シャントにはいろいろなトラブルが発生します。シャントを長持ちさせるためには、まず患者本人が気を配り、さらには透析室スタッフの注意深い観察が求められます[2]。

代表的なシャントトラブルについて解説します。

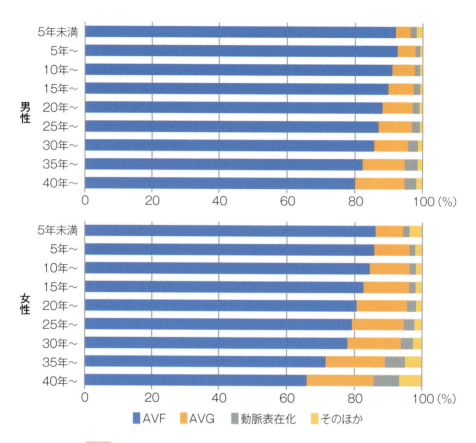

図2 バスキュラーアクセスの種類（透析歴、性別）（文献1を参考に作成）

■ シャント感染

　内シャントの場合、早期に発見できれば抗生物質の投与で治療できる場合もありますが、最悪の場合、敗血症になることもあります。人工血管はとくに感染を起こすリスクが高く、感染が起こった場合は抜去しなければなりません。

■ シャント狭窄

　シャント血管が狭くなってしまい、透析に必要な血液量を確保できなくなりつつある状態です。すきま風のような「ヒューヒュー」という高い音や、断続的な拍動音が聞こえるのが特徴です。

■ シャント閉塞

　シャント閉塞は血栓が原因となる場合や、圧迫しすぎなどの外的圧力による場合もあります。いずれも閉塞すればシャントとして機能しないので、早めの処置が必要です。

■シャント瘤

シャントが瘤（コブ）状に膨らんでいる状態です。短期間で瘤が拡大して何らかの症状が現れた場合には、切除が必要になることもあります。

■静脈高血圧症

シャントによって次第に拡張された静脈の中枢側に狭窄や閉塞を起こして、そこから手前の静脈の血圧が上昇した状態です。心臓に近い場所で逆流を起こしてうっ血し、シャントを作製した腕の全体、または一部が腫れる場合があります。完全に閉塞してしまうと手術が必要になるため、早めに経皮的血管形成術（percutaneous transluminal angioplasty；PTA）によって拡張する必要があります。

■スチール症候群

シャントに流れる（取られる）血流が多く、シャント部から末梢の本流へ十分な血液が流れない状態です。血流不足によって手先が冷たくなる場合や痛みが生じるケースもあり、重度の場合はシャントを作製した側の手が壊死することもあります。

シャントトラブルの予防

シャント肢はつねに清潔を保ち、シャントの音や赤み・痛みなど、ふだんと違う様子はないか、「見て・聞いて・触って」みることが大切です。

穿刺について

穿刺する側から

透析室の業務を一人前にこなすためには、「穿刺」が登竜門です。穿刺をうまくこなすためには、その技術の習得はいうまでもありませんが、ただ経験を積むだけではなく、正しく穿刺するために理論を学習する必要があります。もう一つはメンタル面、すなわち穿刺業務をストレスのないものにするためにはどうすればよいかを考えて、業務に臨まなければなりません[3]。

根本的なストレス要因は、精神的要因と技術的要因が密接に関係しており、それらには「十分な理論と技術の習得＝自信」という部分が背景にあります。これらには、理論と技術の習得、患者との人間関係、場合によってはスタッフ間の人間関係も大きく影響してきます。これらをすべてクリアするのはたいへんですが、どれが欠けても健全な環境での業務は成立しません。

穿刺される側から

穿刺がむずかしくて成功率の低い患者を担当すると、穿刺のたびに「今日はうまくいくだろうか……」と心配になるのではないでしょうか。失敗したくて失敗するスタッフはいませんが、患者にとっては「失敗した」ではなく、「失敗された」と思うようで、これをきっかけに人間関係が損なわれることも考えられます。このようなことを招かないためにも、透析室スタッフとして穿刺技術の習得はもちろん、患者との良好な信頼関係を構築することが重要です。

穿刺の痛みをやわらげるには

局所麻酔薬（テープタイプ、クリームタイプ、スプレータイプ）

穿刺の痛みをやわらげる方法でもっとも多いのが、テープタイプやクリームタイプの麻酔薬を用いることです。これらは各社から発売されています。基本的にはリドカインを主原料とした局所麻酔薬で、神経の伝導にかかわるナトリウムイオン（Na^+）のはたらきをブロックすることで、痛みを脳に伝えないというのが共通した作用原理です[4]。

局所麻酔薬の効果は皮膚表面上のものなので、穿刺時に神経に触ったり、針が血管にうまく入らず、血管を探ったりするときは痛みを伴います。

また、テープを貼り忘れたときや、テープの貼り付け部位以外の箇所に穿刺する場合は、応急措置としてスプレータイプの局所麻酔薬（主原料はリドカイン）を最低15分間スプレーしてから穿刺に臨むこともあります。

保冷剤による冷却

冷凍した保冷剤（ケーキなどの保冷用）を用いて穿刺部を冷やすことで鎮静効果を得るという、ごく単純な手法です。冷却法はリドカインテープを貼り忘れたときや、かぶれなどが原因でリドカインテープを貼れないときの疼痛緩和方法の一つとしても有効です。

表 消炎鎮痛薬

非ステロイド性抗炎症薬 （NSAIDs）	• ロキソプロフェンナトリウム水和物（ロキソニン®） • ジクロフェナクナトリウム（ボルタレン®） • アスピリン・アルミニウム・グリシネート・炭酸マグネシウム 　（バファリン配合錠）
解熱鎮痛薬	アセトアミノフェン（カロナール®）

痛み止めの服用

穿刺時の痛みが透析中も続く場合は、消炎鎮痛薬を服用します 表 。

バックカット針の採用

穿刺に用いる針は、研磨法によって針先の一方向のみに傾斜をつけたランセットと、ランセットと同じように傾斜をつけてカットした面の裏面をカットするバックカットとよばれる加工がなされているものがあります。バックカット加工の穿刺針は切れ味に優れ、針先端刺入時の抵抗を低減させるので、従来のランセット針に比べて穿刺痛も軽減されます[5]。

引用・参考文献

1）日本透析医学会．わが国の慢性透析療法の現況（2017年12月31日現在）．日本透析医学会雑誌．51（12），2018，699-766．

2）山本裕美．いつも同じとは限らない！シャント肢の観察（問診・視診・触診）．透析ケア．26（1），2020，16．

3）森上辰哉．総論：バスキュラーアクセス（VA）の基本と穿刺の心構え．透析ケア．30（5），2024，422-5．

4）桐山典子ほか．透析患者のシャント穿刺の痛みに対する局所麻酔法としてのリドカインのiontophoresis投与の有用性の検討．医療薬学．32（7），2006，591-8．

5）後藤一磨ほか．先端形状の異なる血液透析用穿刺針の比較．日本血液浄化技術学会雑誌．23（2），2015，305-8．

バスキュラーアクセス（VA）

医療法人正治会かいべ循環器・透析クリニック 技術顧問／血液浄化専門臨床工学技士
森上 辰哉（もりがみ・たつや）

●バスキュラーアクセス（VA）とは？

血液透析（HD）は間歇治療（一定の間隔をあけてくり返し行う治療）であり、週3回、1回あたり4〜5時間程度行われます。

治療のなかで、比較的大量の血液（1分間に200〜300mL程度）を浄化（灌流）する必要があります。そのため、血液を取り出すための準備をしなければなりません。これがバスキュラーアクセス（VA）です。

●シャントとは？

バスキュラーアクセスにもっとも多く用いられているのが、シャントとよばれるものです。

シャントとは、十分な量の血液を確保するために、体内または体外で動脈と静脈をつないで、動脈の血液を静脈に流す回路のことです。自己血管を用いたシャント（AVF）と人工血管を用いたシャント（AVG）があります。

シャントを作製すると、動脈から血液を横取りすることになります。横取りされた血液は栄養や酸素の運搬など通常の仕事をせずに、いわば体外循環で浄化するためだけに流れるため、本来末梢に送るべき血液量に上乗せして心臓を拍出させなければなりません。

心臓にはつねに量的な負荷がかかっています。この負荷は、患者さん自身がコントロールすることはできません。過剰なシャント血流によって心機能に問題が生じた場合は、動脈表在化などの非シャントにバスキュラーアクセスを変更する場合もあります。

シャントの保護に必要な対策

医療法人正治会かいべ循環器・透析クリニック 技術顧問／血液浄化専門臨床工学技士
森上 辰哉（もりがみ・たつや）

　シャントを保護して長持ちさせるためには、日ごろから患者さん自身によるチェックが必要です。

● **セルフチェックのポイント**

1. 音と拍動

　良好なシャントでは、聴診器でシャント付近を聴診したとき、「ザーザー」と途切れない音が聞こえたり、自分の指で触れたときのスリル（ザーザー・ビリビリとする感じが手に伝わること）を確認できたりします。これらがなければ異常の兆候です。

2. 皮膚の色・状態

　シャント部の皮膚の色が日ごろと変わっていないか、盛り上がっているなどしていないかどうかを確認します。

3. 痛みの有無

　シャント部やその周辺に痛みなどの症状がないことを確認します。痛みなどの症状があれば、感染や閉塞などを起こしている可能性があります。症状の進行によっては、シャントを新しくつくったり、修復したりといった再手術をしなければならなくなることもあります。

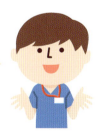

異常があったら、すぐに受診するか、透析室スタッフに相談しましょう！

穿刺

医療法人正治会かいべ循環器・透析クリニック 技術顧問／血液浄化専門臨床工学技士
森上 辰哉（もりがみ・たつや）

●穿刺のながれ

血液透析（HD）では、次のながれで穿刺を行います。

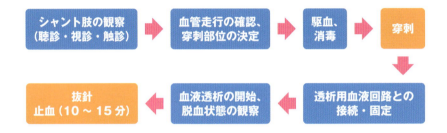

> **穿刺に臨むにあたって**
>
> 　穿刺は、患者さんにとっても透析室スタッフにとっても、もっともストレスのかかる業務または治療の一つといえます。穿刺に対するストレスをなくしたい……、これは誰もが望むことです。そのためにまずやらなければならないことは、スタッフが知識を身につけて、経験を積んで技術を磨き、自信をつけることです。確かな穿刺の技術を身につけ、患者さんとの信頼関係を築くことが、穿刺に対する患者さんのストレス軽減にもつながります。透析室スタッフはこのことを十分に理解したうえで、穿刺業務に臨むための準備をしています。
>
> 　患者さん側からいえば、何をしなければならないということはないのですが、お互いのメンタルな部分も考えて穿刺に臨んでいただければと思います。

穿刺の痛みをやわらげるには

医療法人正治会かいべ循環器・透析クリニック 技術顧問／血液浄化専門臨床工学技士
森上 辰哉（もりがみ・たつや）

局所麻酔薬

　穿刺の痛みをやわらげる方法でもっとも多いのは、リドカインを主原料としたテープタイプやクリームタイプの麻酔薬（局所麻酔薬）を使用することです。また、テープを貼り忘れたときやテープの貼り付け部位以外の箇所に穿刺する場合は、スプレータイプの局所麻酔薬をスプレーしてから穿刺すると、痛みが緩和されます。

冷却法

　局部を冷やすという方法もあります。冷凍した保冷剤を用いて冷やすことで、鎮痛効果が得られます。冷却法はテープを貼り忘れたときや、かぶれが原因でテープを貼れないときなどへの疼痛緩和にも有効です。

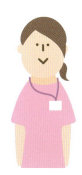

これらの鎮痛効果は皮膚表面上のものです。穿刺時に神経に触るときや、針が血管にうまく入らないときは痛みを伴うため、完全に「無痛」にはならないということはご理解ください

7

シャントトラブルの予防・対策

大阪公立大学大学院 医学研究科 泌尿器病態学 講師　**長沼 俊秀**（ながぬま・としひで）

シャント狭窄

シャント狭窄とは

　シャント狭窄とは、文字どおりシャント血管が狭窄を起こしている状態で、放置するとシャントとしての機能が低下し、最終的にはシャントの閉塞につながります。

　シャントアクセスである自己血管内シャント（arteriovenous fistula；AVF）や人工血管内シャント（arteriovenous graft；AVG）は作製後永久に開存しているわけではなく、何も治療介入をしない場合の開存率は、AVFでは5年で50〜80％、AVGでは3年で50％程度と報告されています[1]。

原因

　シャント血管は動脈と静脈を人工的に吻合させているため、血管内が非常に非生理的な状況になっています。血管壁の薄い静脈に直接動脈の血流が大量に流れることで乱流が生じ、これがshear stress（壁ずり応力）となります。これにより、静脈の血管内皮細胞が障害されて血管内膜が肥厚し、狭窄の主たる原因になるとされています[1]。好発部位は、AVFでは吻合部近傍の流出路、AVGでは静脈側吻合部近傍の流出路です。

　そのほかに、血管の石灰化や、くり返す穿刺による血管損傷、血管の蛇行、過去のルート留置や末梢挿入型中心静脈カテーテル（peripherally inserted central venous catheter；PICC）の留置が原因になることもあります[2]。中心静脈の狭窄原因としては、PICCや中心静脈カテーテルの鎖骨上・鎖骨下アプローチによる留置、乳がん術後、ペースメーカ留置などがあります[2]。

症状

　視診で、シャント血管が皮膚の上からもあきらかに細くなっているのが観察できたり

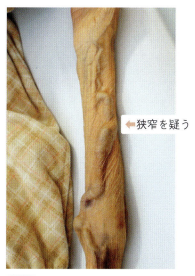

図1 皮膚の上からシャント血管の狭窄を認めるケース

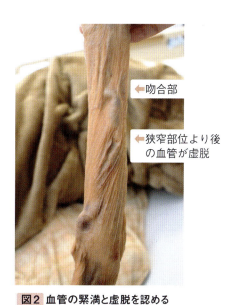

図2 血管の緊満と虚脱を認めるケース

シャント肢の挙上によって、狭窄部位より前では血管が緊満し、後では虚脱が認められる。

図1、中枢側の狭窄では腕全体の腫脹が見られたりします。

聴診では、シャント音の減弱や、拍動音化、高調音聴取などが起こります。

触診では、スリルが減弱し、狭窄部位よりも前では血管が緊満に、後では虚脱が認められます。これは、視診でも見られます 図2。また、血液透析（hemodialysis；HD）時に脱血不良や静脈圧上昇、止血困難、血管痛、再循環による血液検査の悪化などで発見される場合もあります。

検査・診断

超音波（エコー）検査の普及率が高い日本においては、シャントエコーによる機能評価（血流量［blood flow volume；FV］／抵抗指数［resistance index；RI］）や形態評価が一般的です。機能評価による治療介入の指標としては明確なものはありませんが、FV 350～500mL/分未満もしくはRI 0.6以上が一般的です。

治療

シャントの狭窄が疑われた場合の治療の第一選択として、血管内にバルーンカテーテルを挿入して狭窄部位を拡張させる経皮的血管形成術（percutaneous transluminal angioplasty；PTA）を含めた血液透析用バスキュラーアクセスのインターベンションによる修復（vascular access intervention therapy；VAIVT）を行います。

近年はAVFの狭窄に対しては薬剤コーティングバルーンが、AVGに対してはステントグラフが使用可能になり、さらに開存成績をよくしています。

シャント閉塞

シャント閉塞とは

シャント閉塞には、血栓性閉塞と非血栓性閉塞があります。非血栓性閉塞は慢性完全閉塞（chronic total occlusion；CTO）と表現されることも多いです。一般的にシャント閉塞といえば血栓性閉塞を指しますが、非血栓性閉塞も放置しておくと穿刺部位の減少や末梢側の腫脹を起こすことがあるため、臨床的には非常に重要です。

原因

■ 血栓性閉塞

血栓性閉塞はシャント狭窄や低血圧、不整脈、脱水、ヘモグロビン（Hb）値の上昇、過凝固、穿刺部圧迫、感染などが原因となり、シャント血管内に血栓が形成されてシャントが閉塞する病態です 図3 。また、まれな病態ではありますが、シャント閉塞をくり返す全身疾患として、ヘパリン起因性血小板減少症（heparin-induced thrombocytopenia；HIT）や抗リン脂質抗体症候群、プロテインS／プロテインC欠乏症などが報告されています[3, 4]。

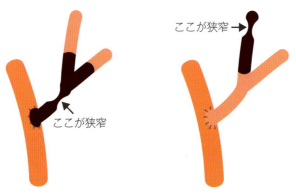

図3 シャント閉塞

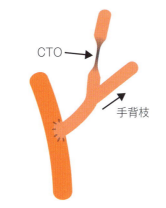

図4 非血栓性閉塞（CTO）の例
手背枝が健在なため、気づくのが遅れてしまう。

非血栓性閉塞

非血栓性閉塞は側副路に多くの血流が流入することによって慢性的に生じる血管の索状化で、くわしい機序は不明です 図4 。

症状

吻合部から閉塞している場合はシャント音の消失によって気づく場合が多いですが 図3 a 、本幹のみが閉塞して手背枝が閉塞していない場合などは発見が遅れ、脱血不良などで気づく場合もあります 図3 b 。閉塞したシャント血管は血栓性静脈炎を起こした場合、発赤や疼痛などの症状が現れる場合があります。また、CTO症例 図4 でも、手背枝が閉塞していないため発見が遅れる場合があるので、日常のモニタリングが重要です。

検査・診断

シャントエコーで血栓の状態や範囲、狭窄部位をチェックします。PTAをくり返している症例では、いつもの狭窄部位が原因になっている場合が多いです。

治療

血栓性閉塞も非血栓性閉塞も、治療の第一選択はPTAを含めたVAIVTですが、血栓性閉塞の場合は血栓量によっては観血的に血栓除去を行い、PTAを実施する場合もあります。

いずれにせよ、閉塞をさせないバスキュラーアクセス（vascular access；VA）管理が重要です。

VA感染

VA感染と死亡率

免疫能の低下している透析患者において、VAに起因する感染症は重大な問題です。透析患者においては、敗血症による死亡率が高いことがあきらかにされていますが、国内の調査では、透析患者の敗血症による死亡の12.1％がアクセス・カテーテル感染であったと報告されています[5]。

よってわれわれ医療従事者は、VA感染をうまく制御し、HDを維持していかなければなりません。

原因

基本的に透析患者は免疫能が低下することで易感染性を有しており、低栄養、高齢化、糖尿病の合併などが免疫能低下に拍車をかけています。人工血管などの人工物を使用すると、さらに感染のリスクが上昇します。また、AVFやAVGにおいては、穿刺時や回収時が感染の契機になっていると考えられます。

■ AVF感染

日常診療で遭遇しやすいAVF感染として、穿刺部位の感染があります。穿刺部位の疼痛や発赤、腫脹、熱感、痂皮形成、排膿などで気づく場合が多いです。症状が軽度でも、細菌が血管内に入ると敗血症や感染性心内膜炎などを併発することもあり、注意が必要です。ほとんどの場合、穿刺部位を変更し、抗生物質の投与で治癒させることができ、外科的処置を必要とするケースはまれです。

■ AVG感染

AVGの感染 図5 は一般的にシビアなものが多く、治療が遅れると敗血症を呈するため、早期発見・早期治療に努め、外科的処置を厭わないことが重要です。

診断がつけば、十分な量の抗生物質を投与しつつ、即日、外科的処置をするのがベターです。感染部位が限局的であれば、感染部位を部分抜去し、感染部位をバイパスして人工血管の部分置換を行いますが、感染部位が広範囲である場合には人工血管全抜去の選択になります。

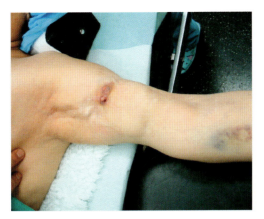

図5 感染した人工血管（全抜去となった症例）

VA感染予防のポイント

　感染のリスクを増加させないための注意点として、シャント肢の衛生状態の保持が挙げられます。シャント肢の手洗いなどに関しては患者個人の管理になるため、衛生状態が十分に保たれていない場合は指導が必要です。穿刺部位やその近傍のスキンケアも重要であり、皮膚に肌荒れや乾燥がある場合は状況に応じて対処してください。穿刺部の消毒を十分にすることが大切であり、実際の穿刺、穿刺針の固定や抜針時の操作時の留意点は『透析施設における標準的な透析操作と感染予防に関するガイドライン（六訂版）』[6]を参考にしてください。

シャント瘤

シャント瘤とは

　シャント瘤は血管がこぶ状に膨らんだ状態です 図6 。

　解剖学的に瘤壁に血管壁の構造が残っているものを、真性瘤といいます。真性瘤は、長期間にシャント血管がすこしずつ膨らんだものです。吻合部に多いですが、狭窄部位や屈曲部位の手前でも生じることがあります。血管壁の構造がなく、壁が血管外の線維組織の被膜で構成されているものを、仮性瘤といいます。また、人工血管で拡張ポリテトラフルオロエチレン（expanded polytetrafluoroethylene；ePTFE）を使用した際に、人工血管外への血清の滲み出しで生じることのある腫瘤様病変を、血清腫といいます。血清腫は動脈

a. 吻合部のシャント瘤　　　b. シャント瘤切除術の術中

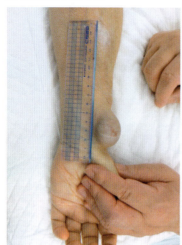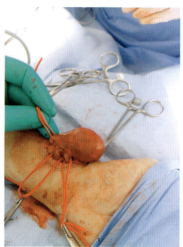

図6 シャント瘤

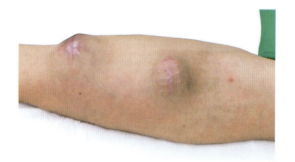

図7 人工血管の動脈側吻合部とループ部位に生じた血清腫

側吻合部に多いとされています 図7 。

原因

　真性瘤の原因は、静脈壁にかかるshear stressや、狭窄や屈曲による血管内圧の上昇、穿刺による静脈壁の外傷による壁構造の脆弱化などが考えられています[1, 7]。

　仮性瘤は、穿刺やPTAによる血管壁の損傷、血腫形成がおもな原因です[1, 7]。

　血清腫は、もともとePTFEは多孔性構造で血清（血液中の液体成分）が人工血管の壁を通過しやすい性質をもっており、術後徐々に周囲の組織と癒合しますが、何らかの理由で過剰に血清がたまった状態になることが原因です。血流がとおっていないのが、ほかの瘤との違いです。しかし、血清腫の詳細な発生機序は不明です[1, 7]。

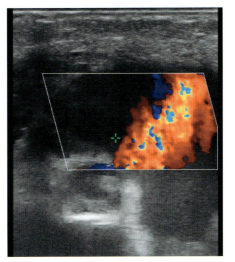

図8 エコー検査による瘤内へのジェット血流の確認

症状

真性瘤はゆっくりと大きくなるため、無症候性の場合が多いですが、美容的な問題や、外傷を受けやすくなるという問題があります。また、瘤内の血栓形成や石灰化、瘤前後の屈曲による狭窄の問題が生じる可能性があります。穿刺部位の瘤化は、壁が薄くなることによる破裂や出血のリスクもあります。仮性瘤に関しては、進展が急激で、破裂による出血や圧排による組織の壊死、神経障害などの可能性があります。血清腫は、感染のリスクを伴います。

検査・診断

真性瘤は、ゆっくりと大きくなるのと、好発部位によって診断できます。仮性瘤は、原因がはっきりしていて急激に大きくなり症状を伴うため、診断は容易ですが、エコー検査により瘤内にジェット血流が見られるのが確定診断となります 図8 。血清腫はePTFEの使用や好発部位、エコー検査により血流が認められないなどによって診断できます。

治療

■ 真性瘤の治療

真性瘤は、基本的には無症状のことが多いですが、外傷や穿刺による破裂・出血リスクが高い場合や、神経症状がある場合には、外科的手術の適応があります[1,7]。また、狭窄

部位が流出路にある場合は、減圧目的でPTAが行われる場合もあります。

■ 仮性瘤の治療

仮性瘤に対してまず行われる治療として、エコープローブで出血点を確認しながら、用手圧迫で30分程度圧迫することで、ジェット血流が消失することが多いです。そのほかに、PTAバルーンの血管内からの低圧拡張とエコープローブでの用手圧迫なども行われますが、それらで処理できない場合は外科的修復を行います。

■ 血清腫の治療

血清腫は、小さいものではそのまま放置される場合も多いですが、大きいものや穿刺部位が近く、感染のリスクが高い場合は、血清腫を生じない材質のポリウレタングラフトで部分置換することになります[1, 7]。

静脈高血圧症

静脈高血圧症とは

静脈高血圧症とは、シャントの流出路血管に何らかの狭窄もしくは閉塞がある場合に起こるシャント血流の静脈還流不全症状のことで、狭窄（閉塞）部位より末梢のシャント肢が腫脹します。肩部までシャント肢全体が腫脹するものから 図9 、肘部より末梢の前腕部の腫脹や手掌部のみの腫脹を来すものまであります。手掌部のみの腫脹を来すものはソア

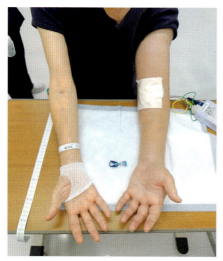

図9 中心静脈の狭窄が原因になった静脈高血圧症の例（シャント作製後1週間）

サム症候群（sore thumb syndrome）といわれます。

原因

シャントの流出路血管の狭窄（閉塞）が原因で、側副路の発達が悪い場合に起こります[1, 8]。狭窄（閉塞）の原因としては、末梢レベルでは過去のルート留置やPICCの留置があります。中心静脈レベルでは、PICCや中心静脈カテーテルの鎖骨上・鎖骨下アプローチによる留置、乳がん術後、ペースメーカ留置などがあります[1, 4, 8]。

症状

シャント肢の腫脹や浮腫、発赤、色素沈着、疼痛が起こり、重症になると末梢の血行障害による潰瘍、壊死を来す場合もあります。また、再循環により透析効率が低下し、採血データの悪化が見られる症例もあります。

検査・診断

シャントエコーや血管造影検査、3D-CTA（3D-computed tomography angiography）検査などによって、狭窄部位を特定可能です。

治療

狭窄（閉塞）部位に対するPTAをはじめとしたVAIVT療法が第一選択となります。難治性の中心静脈病変に対しては、ステントやステントグラフトなどが使用されますが、標準的治療は確立されていません。コントロールが困難な場合は、シャント閉鎖術を行い、対側でのVA再建や非シャントアクセスを試みます。

スチール症候群

スチール症候群とは

スチール症候群は、手先への血流がシャントに盗血（スチール）されるために起こる血流障害で、末梢動脈に流れるはずの血流がシャントに向かうため、シャント吻合部より末梢の動脈血流が低下し、末梢循環障害を来すことで起こります。

発症頻度は1〜9％と、報告により差がありますが、上腕動脈などの高位アクセス作製例やAVG症例では発症頻度が高いとされています[9]。

原因

多くの患者ではシャント作製後に末梢の動脈は逆行性に流れており、末梢循環は低下します。しかし、末梢の動脈の径が十分あれば、手掌動脈弓が開存している患者ではほとんどの場合、末梢循環障害を生じることはありません。

ところが、過剰血流のある症例や、末梢循環の血管抵抗が大きい症例（反復するアクセス作製の既往や動脈硬化の進行で血管が荒廃した患者、もともと末梢動脈が細い患者など）では、シャント作製によってスチールが起こると末梢の虚血が顕在化し、スチール症候群となります。後者では、シャント血流が正常〜低下している例でもスチール症候群を来すことがあります。

末梢循環障害を来しやすい原疾患としては、糖尿病、全身性エリテマトーデス（systemic lupus erythematosus；SLE）や血管病変を伴う膠原病疾患の頻度が高いです[9]。

症状

手先への血流低下による虚血によって冷感やしびれ、痛み、末梢のチアノーゼ（蒼白化）をひき起こし、重症化すると皮膚の潰瘍形成・壊死を起こします。症状は透析中に増強してくることが多く、これは血流ポンプによって血液が吸引されるために、末梢の虚血がいっそうシビアになるためです。

検査・診断

診断は、症状と客観的評価を統合して行い、ほかの原因によるもの（ソアサム症候群や、手根管症候群、尿毒症性末梢神経障害や糖尿病性末梢神経障害など）と鑑別を要します。客観的評価としては、アクセス血流の遮断による血流改善をみる方法や、より定量的にはエコー検査による末梢血流量の低下や逆流の確認、血管造影検査による逆行性血流の確認が参考になりますが、逆行性血流のみではスチール症候群とは診断できません。レーザー血流計による皮膚灌流圧（skin perfusion pressure；SPP）の低下、手指上腕血圧比（digital brachial pressure index；DBI）の低下も診断には有効とされます[9]。

治療

アクセス作製直後、急激に虚血症状が悪化した場合や、運動感覚神経障害を来した場合、重症例は早急なシャント閉鎖が必要になります。責任病変が中枢動脈にある場合は、PTAやステントの血管内治療が選択され、よりシビアなケースでは外科的な血行再建術が必要

になります。責任病変が末梢動脈にある場合は、さらにシャント血流が過剰血流である場合と、正常〜低下している場合の外科的治療に分類されます[9]。それぞれ吻合部の位置、血流や血管の状態、スチールの程度、患者の全身状態、術式の特徴や術者の練度を十分考慮したうえで最適な術式が選択されますので、早期にアクセス専門医を受診することが重要です。

引用・参考文献

1) 日本透析医学会. 2011年版慢性血液透析用バスキュラーアクセスの作製および修復に関するガイドライン. 日本透析医学会雑誌. 44（9）, 2011, 855-937.

2) Ibeas, J. et al. Spanish Clinical Guidelines on Vascular Access for Haemodialysis. Nefrologia. 37（1）, 2017, 1-192.

3) 長沼俊秀ほか. "AVFを作製しても、すぐに閉塞してしまいます。何に気を付ければいいのでしょうか？". こんな時どうすれば！？透析患者の内科管理コンサルタント. 深川雅史監修. 常喜信彦ほか編. 京都, 金芳堂, 2017, 47-52.

4) Grupp, C. et al. Thrombophilic risk factors in hemodialysis: Association with early vascular access occlusion and patient survival in long-term follow-up. PLoS, One. 14（9）, 2019, e0222102.

5) 原田孝司ほか. 第57回透析医学会ワークショップより「死因上位を占める感染症：実態と対策」. 日本透析医学会雑誌. 46（2）, 2013, 167-9.

6) 日本透析医会「透析施設における標準的な透析操作と感染予防に関するガイドライン」改訂に向けたワーキンググループ. 透析施設における標準的な透析操作と感染予防に関するガイドライン（六訂版）. 東京, 日本透析医会, 2023, 146p.

7) 室谷典義. 瘤／血清腫. 臨牀透析. 38（7）, 2022, 938-44.

8) 番匠谷将孝ほか. 静脈高血圧. 前掲書7）, 945-50.

9) 長沼俊秀ほか. スチール症候群. 前掲書7）, 951-6.

シャントが狭くなる
（シャントの狭窄）

大阪公立大学大学院 医学研究科 泌尿器病態学 講師　**長沼 俊秀**（ながぬま・としひで）

● なぜシャントは狭窄するの？

シャント血管は作製後、永久に開存しているわけではなく、狭窄を起こしやすく、放置すると閉塞します。

シャント狭窄とは、文字どおり、シャント血管が狭窄を起こしている状態で、放置するとシャントとしての機能が低下し、最終的にはシャントの閉塞につながります。何も治療をしない場合のシャントの開存率は、内シャントは5年で50～80％、人工血管では3年で50％程度とされています。

● シャントが狭窄するとどうなるの？

- シャントが狭窄すると、皮膚の上から見たとき、シャント血管があきらかに細くなっているのを観察できることがあります。
- 聴診では、シャント音の減弱や拍動音化、高調音（ヒューヒューという音）の聴取などが起こります。
- 触診では、スリルが減弱し、狭窄部位より前では血管が緊満になり、狭窄部位より後では虚脱が認められます。

● シャントが狭窄した場合の治療とは？

シャントの狭窄が疑われた場合の治療の第一選択は、血管内にバルーンカテーテルを挿入して狭窄部位を拡張させる、経皮的血管形成術（PTA）です。

シャントがつまる
（シャントの閉塞）

大阪公立大学大学院 医学研究科 泌尿器病態学 講師　**長沼 俊秀**（ながぬま・としひで）

● なぜシャントは閉塞するの？

　シャントは血液透析（HD）患者さんにとっては生命線であるため、シャント閉塞は大きな問題です。

　シャントの閉塞とは、シャント狭窄や低血圧、不整脈、脱水、ヘモグロビン（Hb）値の上昇、過凝固、穿刺部圧迫、感染などが原因となり、シャント血管内に血栓が形成されてシャントが詰まってしまうことです。

● シャントの閉塞を防ぐには？

　シャント狭窄から閉塞に進展することがいちばん多く、異常の早期発見のためには、日ごろから自分でも聴診器でシャント音をチェックしておき、変化があれば透析室スタッフに相談するようにしてください。また、病院でシャントの超音波（エコー）検査を勧められた場合は、かならず検査を受けるようにしましょう。

● シャントが閉塞したらどうすればいいの？

　シャントが閉塞してしまった場合は、速やかに透析センターに連絡しましょう。現在ではほとんどのケースでは、シャントが閉塞しても血管内治療で再開通可能ですが、血栓量が多い場合は観血的な外科的治療を行うこともあります。

シャントにばい菌がつく
（シャント感染）

大阪公立大学大学院 医学研究科 泌尿器病態学 講師　**長沼 俊秀**（ながぬま・としひで）

●なぜ透析患者は感染症にかかりやすくなるの？

基本的に透析患者さんは免疫能が低下しており、ばい菌に弱いですが、低栄養や高齢化、糖尿病などが重なると、免疫能の低下に拍車がかかります。人工血管などの人工物を使用しているとさらに感染のリスクが上昇します。

●シャント感染になるとどうなるの？

日常診療で遭遇しやすいシャント感染として、穿刺部位の感染があります。穿刺部位の疼痛や発赤、腫脹、熱感、痂皮形成、排膿などで、感染に気づく場合が多いです。

感染が生じた場合、症状が軽度でも、ばい菌が血管内に入ると敗血症や感染性心内膜炎などを併発することもあるため、注意が必要です。ほとんどの場合、穿刺部位を変更し、抗生物質を投与することで治癒させることができるため、外科的処置を必要とするケースはまれです。

●シャント感染のリスクを増やさないための注意点は？

感染のリスクを増やさないための注意点として、シャント肢の衛生状態の保持が挙げられます。穿刺部位やその周辺のスキンケアも重要ですので、皮膚に肌荒れや乾燥がある場合は、状況に応じて透析室スタッフに相談してください。

一方、人工血管の感染 図 は一般的に重症なものが多く、敗血症になる前に外科的処置をしなければなりません。

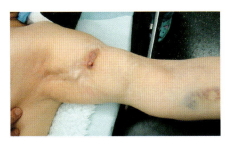

図 感染した人工血管（重症例）

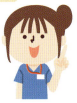

早期発見・早期治療が大切です！

シャントにこぶができる（シャント瘤化）

大阪公立大学大学院 医学研究科 泌尿器病態学 講師　**長沼 俊秀**（ながぬま・としひで）

●シャント瘤とは？

シャントにできる「こぶ」いわゆる「シャント瘤 図 」は、ゆっくりと大きくなるものに関してはそれほど危険性はなく、無症状の場合が多いです。

しかし、美容的な問題や、ぶつけやすいなど外傷を受けやすくなるといった問題がある場合は、外科手術で治療することがあります。

●シャント瘤の下流に狭窄がある場合

シャント瘤の下流に狭窄があり、瘤が徐々に大きくなる場合は、狭窄を解除するためにバルーンカテーテルといわれる風船で、血管内から狭窄部位を拡張することがあります。

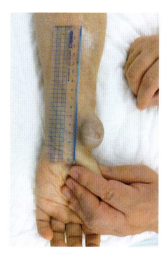

図 シャント瘤

●穿刺部位にシャント瘤がある場合

穿刺部位のシャント瘤は、壁が薄くなることによって破裂や出血の危険性があります。急激に大きくなる、皮膚が薄くなる、血がにじむ、痛みがあるなどの場合には緊急の手術が必要となることがあるので、すぐに透析室スタッフに相談してください。

手や指が腫れる
（静脈高血圧症）

大阪公立大学大学院 医学研究科 泌尿器病態学 講師　**長沼 俊秀**（ながぬま・としひで）

●静脈高血圧症とは？

シャント側の手や指が腫れる病気のなかに、静脈高血圧症があります。

静脈高血圧症は、シャントの流れ路の血管に何らかの狭窄もしくは閉塞がある場合に起こるシャント血流のうっ血のことで、狭窄（閉塞）部位より末梢側の手が腫れます。

●静脈高血圧になるとどうなるの？

狭窄の場所によって、手が腫れるだけの場合や、前腕が腫れるだけの場合もありますが、中枢の血管の狭窄が原因だと肩部から手がすべて腫れます 図 。発赤や色素沈着、疼痛が起こったり、傷が治りにくくなったりします。

重症になると末梢の血行障害による潰瘍や壊死を来す場合もあります。また、再循環により透析効率が低下し、採血データの悪化がみられる場合もあります。

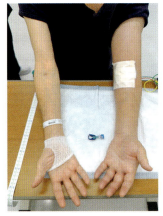

図 静脈高血圧で肩部から手が腫れた例

●静脈高血圧の治療はどんなもの？

静脈高血圧の治療は、狭窄（閉塞）部位に対する経皮的血管形成術（PTA）をはじめとした血管内治療が第一選択となります。コントロールが困難な場合は、シャント閉鎖術を施行しなければならないこともあります。

手や指が冷たく紫色になる（スチール症候群）

大阪公立大学大学院 医学研究科 泌尿器病態学 講師　**長沼 俊秀**（ながぬま・としひで）

●スチール症候群とは？

スチール症候群は、手先への血流がシャントに盗血（スチール）されるために起こる血流障害です。末梢動脈に流れるはずの血流がシャントに向かうため、シャント吻合部より末梢の動脈血流が低下し、末梢循環障害を来すことで起こります。

●スチール症候群になるとどうなるの？

手先への血流低下による虚血によって、冷感やしびれ、痛み、末梢のチアノーゼ（蒼白化）をひき起こし、重症化すると皮膚の潰瘍形成・壊死を起こします。

症状は透析中に増強してくることが多く、これは血流ポンプにより血液が吸引されるために、末梢の虚血がいっそうひどくなるからです。肘付近から上腕につくられたシャントや人工血管での発症頻度が高いとされています。

●スチール症候群の治療は？

重症例では手術療法が必要で、シャント吻合位置、血流や血管の状態、スチールの程度、患者さんの全身状態を十分考慮したうえで、最適な術式が選択されます。

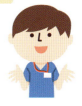

早めにアクセス専門医を受診することが重要です！

8 緊急時の対応・災害対策・生活指導

特定医療法人仁真会白鷺病院 理事長　**山川 智之**（やまかわ・ともゆき）

はじめに

　血液透析（hemodialysis；HD）は1～2日おきに通院が必要で、1人1回の透析あたり100L以上の大量の水道水を使い、透析液を供給するにも機器を動かすにも電気が必要な治療であるため、断水や停電が起こるような大災害に弱い治療であることは以前から認識されてきました。透析療法に影響を与えるような過去の大災害においては、透析施設間の連携によって患者が透析療法を受けられないという事態を回避してきましたが、災害時などの緊急時に患者が適切に治療を受けるためには、患者自身の備えや知識も必要になります。とくに近年は透析患者の高齢化が著しく、行動に周囲のサポートが必要な患者も増えているため、平時の準備の必要性はより高いと考えられます。

　本稿では、大災害時などの緊急性の高い状況に対する対応について、どのような患者指導が必要かを解説します。

大きな災害が起こったら

透析施設の災害時の対応

　透析中に大きな地震が起こった場合、停電や断水が起こると透析を続行することはできませんが、透析用監視装置（コンソール）にはバッテリーが内蔵されており、原則としてバッテリーで動いているあいだに透析終了の操作を行います。必要な場合は施設外に避難しますが、自力で移動することが困難な患者もいるため、患者同士で助け合うようにあらかじめお願いしておくとよいでしょう。

透析ケア　2024年 冬季増刊

施設の状況を伝える手段

確率的には、透析患者は施設よりも施設外にいる可能性のほうがはるかに高いため、透析療法の施行に影響があるような大災害が起こった場合にどうするべきかをあらかじめ指導しておく必要があります。

大きな災害が起こると、停電や断水、施設や設備の損傷などのため、多くの施設で透析療法を行うことができなくなります。1995年の阪神・淡路大震災では約50施設、2011年の東日本大震災では数百施設、2016年の熊本地震では約30施設で透析が行えなくなりました。自施設で透析を行えず、早期の復旧が見込めない場合、他施設に透析の実施を依頼することになります。

このため、透析患者に対して、透析施設の状況と今後の対応を伝える必要があります。しかし、大災害時は通話が集中して輻輳とよばれる、電話がかかりにくい状態になります。また、大災害時にはさまざまな施設内の対応に追われ、透析患者との連絡が困難になることも考えられます。電話会社が提供する「災害用伝言ダイヤル（171）」やWEBサイト、SNSなどを使って、災害時に患者に連絡する仕組みを用意するとよいでしょう。

日本透析医会が運営する「日本透析医会 災害時情報ネットワーク」図[1]は、大きな災害（地震の場合は震度6弱以上）が発生したときに、透析施設の状況について情報を収集しています。災害時に施設の状況を入力することで、患者に施設の状況が伝わる場合があります。

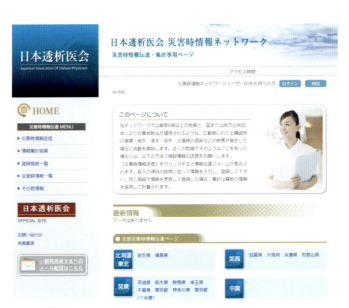

図 日本透析医会 災害時情報ネットワーク（文献1より引用）

ほかの施設で透析を行う場合

　自施設で透析を行えず復旧がむずかしい場合、他施設に透析を依頼するため、透析患者には自施設での透析の可否にかかわらず、施設に来てもらうことを原則にします。大きな災害発生時は、通常どおりに施設からの送迎サービスで迎えに行くことが困難になるので、自力で施設に来てもらう必要があります。家族や介護サービス事業者に、災害時の対応について事前に確認してもらうとよいでしょう。

　患者が遠方に在住であったり、交通事情などで自施設に行くことが困難な場合は、近所の施設で透析を受けることもできます。また、家族や親戚を頼って避難した場合は、避難先で透析を受けることになります。そのようなケースでは、患者に自施設に連絡してもらい、可能な限り速やかに避難先の透析施設に患者情報を提供します。

ふだんからの災害の備え

ドライウエイト（DW）の把握

　他施設に余裕があり、自施設と連絡がとれる場合は、必要な透析条件などを受け入れ施設が問い合わせますが、自施設と連絡がとれないケースもありえます。この場合は、患者自身が透析に必要な情報を把握している必要があります。

　具体的に、災害時に他施設で透析を受ける場合に必要な情報には、ドライウエイト（dry weight；DW）、薬のアレルギー、感染症の有無（慢性肝炎など）、処方されている薬と飲み方などがあります。なかでも重要なのが、DWです。1回だけの臨時透析であれば、DWさえわかっていれば透析は可能です。施設によっては、患者カードや手帳、透析記録のコピーなどで災害時に必要な情報を患者に提供しているところもありますが、DWについては、できれば患者自身が記憶しておくとよいでしょう。ほかに、薬のアレルギーがある場合は事前に申し出ておく必要があります。

避難所に避難した場合

　避難所に避難した場合は、透析を受けていることを、自治体の職員やボランティアスタッフ、巡回の医師・看護師、あるいは周囲の人に、かならず申し出るよう指導しましょう。過去の災害では、透析患者であることを申し出ずにいたために透析が受けられなかったというケースもありました。

薬に関する情報

災害時に持ち出すべきものについても、あらかじめ指導しておきましょう。緊急的に支援透析を1回行うというのであれば、DWさえわかっていれば可能ですが、感染症やアレルギーの情報はあるに越したことはありませんし、支援透析が長期間になる場合は、正しく薬を飲まないと合併症を起こす危険が高くなります。なかでも、高血圧、心疾患、糖尿病などに対して薬物療法を行っている患者、またステロイド薬を服用している患者については、とくに注意が必要です。重要な経口薬について患者それぞれに指導するとともに、おくすり手帳の携行を指導するようにしましょう。

他施設で透析を受けることになったら

東日本大震災のときのように、広域停電や津波の被害などで近隣に透析が可能な施設がない場合は、遠方の施設で透析を受けなければならないケースもあります。東日本大震災では、宮城県の透析患者が北海道で透析を受けた事例もありました。

透析時間が短くなったり次の透析までの間隔が長くなったりするなど、通常に比べて十分な透析ができないこともあるので、その分、食事や飲水に気をつける必要があります。とくに、食塩、カリウム（K）、水分のとりすぎには注意する必要があります。一方、過去の災害では節制しすぎると、逆にカロリー不足でカリウム値が高くなったり、脱水になったりすることもありました。避難が長期間になる場合は、適切な食事の仕方について、身近な看護師や医師が指導することが望ましいです。

ふだんいる場所から遠く離れた慣れない施設での透析はストレスがたまり、透析室スタッフにつらくあたった患者もおられたようです。支援透析は、透析患者を含む多くの人たちの理解と努力で成り立つことを患者に説明し、理解を求めるようにしましょう。

引用・参考文献
1) 日本透析医会. 日本透析医会 災害時情報ネットワーク.（https://www.saigai-touseki.net/, 2024年9月閲覧）.

大きな災害が起こったら、まず何をする?

特定医療法人仁真会白鷺病院 理事長　**山川 智之**（やまかわ・ともゆき）

🟥 自分の身を守る行動をする

- 大きな地震が起こったら、可能であれば机の下などの安全な場所に避難するなど、身を守る行動をとってください。
- 土砂崩れや洪水の危険がある場合は、安全な場所に避難しましょう。

🟩 自分の透析施設の情報を知る

- テレビやインターネットなどで災害の規模や発生場所、津波の危険などについて災害の情報を収集しましょう。
- 自分の通院している透析施設が、WEBサイトや災害時伝言ダイヤル（171）、SNSで災害時の情報を発信している場合は、それらを確認しましょう。
- 「日本透析医会 災害時情報ネットワーク」のWEBサイト（https://www.saigai-touseki.net/）で、自分の施設の状況がわかることがあります。

🟦 通院している透析施設に向かう

- 通院している透析施設で透析を行うことができるかどうかわからない場合でも、可能な限り自施設に向かうのが基本です。施設が他施設に透析の依頼をするためです。
- 災害時は送迎サービスが予定どおりに来ることができない場合もありますので、日ごろから自力で向かう手段を考えておきましょう。

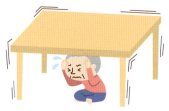

ふだんからの災害への備え

特定医療法人仁真会白鷺病院 理事長　山川 智之（やまかわ・ともゆき）

●透析に関する情報をチェックしておきましょう

通院している施設で透析を行うことができず、また情報がない場合は、自分で透析に関する情報を把握しておく必要があります。

自分で把握しておくべき情報
- ドライウエイト（DW）
- 薬のアレルギー
- 感染症の有無（慢性肝炎など）
- 処方されている薬と飲み方（おくすり手帳があればいつでも持参できるようにしましょう）　など

●災害時に持ち出すものについて準備しておきましょう

災害時に持ち出したいものはいくつかあります。とくに重要なものは次のとおりです。

- 身体障害者手帳（コピーでも可）
- 常備薬（最低3日分）
- おくすり手帳
- 現金
- 止血ベルト
- 下着

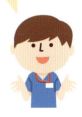

とくに重要性の高いものについては、あらかじめ準備をして、いつでも持ち出せるようにしておきましょう！

そのほかに、携帯ラジオ、懐中電灯、使い捨てカイロ、生活用品、非常用食料なども、状況によっては有用です。

災害が起こったときの心がまえ

特定医療法人仁真会白鷺病院 理事長　山川 智之（やまかわ・ともゆき）

● **施設で被災した場合は、スタッフに指示を仰ぎながら患者同士助け合いましょう**

　自力で移動するのが困難な人もいます。スタッフの人数は限られますので、避難が必要な場合は、元気な人が手助けしましょう。

● **避難所では透析を受けていることを周囲に申し出ましょう**

　避難所では、透析を受けていることを、自治体の職員やボランティアスタッフ、巡回の医師・看護師、あるいは周囲の人にかならず申し出てください。

● **被災時は塩分、カリウム、水分のとり過ぎにはとくに注意が必要です**

　被災時には、透析が不規則になったり不十分になったりすることがあるため、食事や水分にふだんよりも気をつける必要があります。とくに、塩分、カリウム、水分のとり過ぎには要注意です。

● **避難時にも必要な薬はきっちり飲みましょう**

　避難や他施設での透析が長期間におよぶ場合は、正しく薬を飲まないと合併症を起こす危険性が高くなります。災害時に備えて、日ごろからおくすり手帳を持ち歩いておくとよいでしょう。

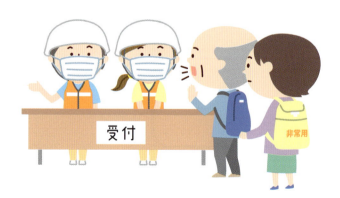

第3章

薬の疑問

1

透析患者の薬の基本

医療法人社団大誠会 薬剤部　**鎌田 直博**（かまだ・なおひろ）

はじめに

　透析患者は、腎臓の一部またはすべての機能が廃絶しています。透析によりその機能の一部を代替することはできますが、すべてを補完することはできません。そのため透析患者は、腎臓のはたらきを代替・補完するために薬が必要となります。また、腎臓は重要な臓器であり、その機能が低下することで多くの合併症が生じます。これらの合併症を管理するためにも、多くの薬が必要なのです。

腎臓のはたらきと薬

　腎臓のおもなはたらきを 表 にまとめます。

老廃物の除去を助ける

　表 ①〜② については、透析により完全に代替することはできません。腎臓が休みなくはたらいているのに比べて、通常の血液透析（hemodialysis；HD）は、1日4時間、1週間に3回が基本のため、1週間168時間のうちの12時間分しか代替できていないことになります。

表 **腎臓のおもなはたらき**

① 蛋白質や核酸の代謝物などによりできた老廃物を排泄する。
② 体を維持するために必要なナトリウム（Na）、カリウム（K）、リン（P）などの電解質や水分を、体に必要な分だけ取り込み、不必要なものを尿として排泄することで体液量を一定に保ち、体のpHを調節して、血液を弱アルカリ性に調節する。
③ Naの調節や体の水分の調節により、血圧の変動を防ぐだけでなく、血圧を調節するアンジオテンシンⅡをつくるのに必要なホルモン（レニン）を分泌することで血圧を一定に保つ。
④ 血液は骨髄でつくられるが、この骨髄に作用して血液をつくるホルモン（エリスロポエチン[erythropoietin；EPO]）を産生する。
⑤ カルシウム（Ca）を体内に取り込むために必要なビタミンDを活性化する。

近年では、長時間透析や在宅透析などの時間が長い透析療法も行われてきていますが、それでも腎臓の機能を完全に代替することはできません。また、血流量（quantity of blood；QB）や透析液流量（qauntitiy of dialysate；QD）などの機械的な制約や、透析膜の種類、透析方法にもよっても、除去できる老廃物の大きさなどに物理的な制約があり、すべてを補完することはできません。したがって、これを補うために、リン吸着薬や高リン血症治療薬、カリウム吸着薬などを用いることで、透析を行っていないときに蓄積する電解質の除去を補助しているのです。また逆に、透析を行うことにより、亜鉛（Zn）などの体に必要な電解質も除去されてしまうため、透析で失われた物質を補うためにも薬が必要になります。

産生されない物質を補う

表③〜⑤ については、透析では代替することはできません。これらも薬で補完する必要があります。

表③ については、腎臓ではレニンというホルモンを分泌しています。レニンは、血圧低下や脱水になると分泌されますが、腎不全患者では腎の血流量が減少するため、脱水と同じような状態となり、過剰な分泌が起こります。このレニンは、血圧を調整するホルモンに関与するため、腎不全になると高血圧になってしまう可能性があり、降圧薬などの薬が必要となります。

表④ については、腎臓ではEPOというホルモンをつくり、EPOは骨髄に作用して、赤血球をつくります。透析患者は、このEPOがつくられないため、貧血を起こしやすくなり、EPO製剤や鉄剤の投与が必要となります。

表⑤ については、腎臓は骨を強くするビタミンDを活性化します。したがって、腎不全になると、骨が脆くなるため、骨粗鬆症などのリスクを軽減するために活性型ビタミンD₃製剤の投与が必要となります。

*　　*　　*

このように、腎臓の機能を代替するために多くの薬が必要となるのです。

合併症と薬

透析患者の合併症は、一つの病態に対して一つの原因ではなく、複数の原因が複雑に作用することで症状を呈しています。

透析患者の合併症

■ 免疫機能の低下

透析患者では免疫機能が低下します。その原因は、腎不全や透析の治療による精神的ストレスや免疫細胞の劣化の影響などがありますが、ほかにも、体内に蓄積された老廃物や毒素、食事制限による栄養素の不足、血圧の変動や電解質・pHの変動なども原因と考えられています。また、免疫抑制薬やステロイド薬などを服用するケースもあり、これらも原因となりえます。免疫機能の低下は、感染の問題だけでなく、さまざまな合併症にも関与しています。

■ 心血管疾患（CVD）のリスク

血圧の変動や電解質・pHの変動は、心血管系に負担をかけることにより、心血管疾患（cardiovascular disease；CVD）のリスクを上昇させます。

■ 血圧上昇

腎機能が低下すると、レニンの過剰分泌による血圧の上昇だけでなく、水分と食塩の排泄ができなくなり、塩分濃度の上昇と水分の過剰が起こります。この上昇した塩分濃度を薄めるために、血液量が増加することで血圧が上昇します。

それに加えて、長期にわたる透析療法において、カルシウムとリンの代謝異常は、骨疾患（線維性骨炎や骨軟化症、骨粗鬆症など）だけでなく、血管の石灰化もひき起こします。このひき起こされた血管の石灰化が、血管を硬くし、血管の抵抗を増してしまうことで、降圧薬の作用である、血管を拡張したり、血管の収縮を防ぐ効果が効きにくくなってしまいます。これにより、降圧薬の効果が現れにくくなり、降圧薬の服用量が多くなったり、一種類では効果に乏しくなり、複数の降圧薬が必要となることが考えられます。

■ 血圧低下

体液の急激な除去により、透析中に血圧の低下をひき起こすことがあります。また、そのほかの要因として、血管の石灰化や心機能の低下、血管拡張薬の影響などもあり、安定した透析を続けるために、昇圧薬を服用することにもなります。

■ 副甲状腺機能の正常化

透析患者は、体内のリンを尿中へ排泄することができないため、リン値が上昇します。ビタミンDは、腎臓と肝臓で活性化され、腸管内でカルシウムの吸収を促しますが、透析患者では、ビタミンDが活性化されないため、血液中のカルシウム値が低下します。リン値の上昇やカルシウム値の低下は、副甲状腺からのホルモンの分泌を促進します。この状態がくり返されることで、二次性副甲状腺機能亢進症（secondary hyperparathyroidism；

SHPT）という症状をひき起こします、そのため、カルシウムやリンの値を正常にするためにも薬が必要となります。

■ 微量元素やビタミンの欠乏

ビタミンやミネラルの欠乏などの栄養不良は、全身の健康状態に影響を与えます。

■ 透析による疲労感

体に必要な栄養素やエネルギーの消費、水分の除去による脱水、血圧の変動などが体に負担をかけ、患者はしばしば疲労や倦怠感を感じます。

疲労により、身体活動の低下による筋力の低下、食事摂取量の低下による栄養不良、心理的な低下による抑うつ状態などがひき起こされ、日常生活が制限されることがあります。

■ 血液凝固障害

透析中に使用される抗凝固薬の影響や、腎不全自体による血小板機能の低下により、透析患者は出血や血栓形成のリスクが高まり、血液凝固障害を起こしやすくなります。

■ 精神的なストレス

透析が生活の大部分を占めるため、患者はしばしば精神的なストレスを経験します。また、定期的な治療や食事制限、病気自体の負担が原因で精神的なストレスが重なり、不眠やうつ症状などの精神の異常を来します。

＊　　＊　　＊

このように、これらが単独でなく複合的に作用し、合併症を起こしています。

バスキュラーアクセス（VA）管理

透析に必要なシャントやカテーテル（バスキュラーアクセス［vascular access：VA］）は、シャント感染や血栓などの合併症をひき起こすリスクがあります。感染に対しては、抗菌薬を使用します。血栓に対しては、抗血小板薬や抗凝固薬を使用しますが、出血のリスクを伴うため、投与量などの調節が必要です。また、シャント感染やシャント閉塞に伴う問題だけでなく、長期的な使用により、動脈瘤の形成による破裂などのリスク、血液量の変化による心臓への負荷なども発生しやすいため、VAの問題なども併せて考えなければなりません。

そのほかに薬が処方される要因

水分制限や食事制限、運動不足、薬の副作用などにより起こる消化器症状に対して、とくに便秘・下痢に対する薬、透析中の体液量の変動などによる筋けいれんの予防薬、脂質異常症などに対する薬など、合併症を治療するために、多くの薬を必要とします。

透析ケア　2024年 冬季増刊　**129**

おわりに

　透析患者が多くの薬を服薬する理由は、慢性腎不全（chronic renal failure；CRF）および透析療法に伴う複数の合併症を総合的に管理するためです。透析患者は、それぞれの症状が複雑に関係しており、多くの薬が必要になります。しかも、腎不全や合併症の治療だけでなく、患者の生活の質（quality of life；QOL）を向上させるためにも、個別のニーズに応じた治療を行うことも重要となり、より管理を複雑にしています。これらによって、透析患者は多くの薬を服用することになるのです。

　とくに注意が必要な薬としては、リン吸着薬が挙げられます、リン吸着薬は1回の服用量が多く、服用方法もほかの薬と異なるため飲み忘れることが多い薬です。近年、新しくリンの吸収を抑えて排泄する薬が上市されましたが、まだまだ多くの薬を服薬することに変わりはありません。そのため、服薬できているかどうかや副作用はないかどうかなどの確認が重要となります。これは薬剤師だけではむずかしいため、看護師など、ほかの医療従事者の協力が必要です。

引用・参考文献
1）　鎌田直博. そもそも、透析をするのになぜ薬が必要なの？ 透析ケア. 30（7），2024，608-9.
2）　鎌田直博. 透析の薬にはどんなものがあるの？ 前掲書1），610-3.

たくさんの薬が処方される理由

医療法人社団大誠会 薬剤部 **鎌田 直博**（かまだ・なおひろ）

腎臓のはたらき

腎臓は尿をつくるだけでなく、つくった尿を排泄することで、体内の余分な水や老廃物、電解質などの除去を行っています。また、いろいろなホルモンをつくることで、血圧の調節や血液や骨をつくるなどのはたらきに関係しています。

薬でも腎臓のはたらきを補う必要がある

透析により腎臓の機能の一部を代替することはできますが、すべてを代替することはできません。その代替することができない部分を補うために薬が必要となるのです。

透析療法が原因の合併症の管理

透析で処方されている薬の副作用や水分制限の影響による便秘、食事制限や透析を受けることによるストレスでの不眠やうつ症状など、新たに合併症を生じさせます。これらも薬での治療が必要となります。

腎臓は重要な臓器であり、その機能が低下することに加えて、透析療法を受けることによる血圧の変動、免疫機能への影響、カルシウム（Ca）やリン（P）の蓄積による血管の石灰化など、さまざまな異常が起こります。これらのさまざまな異常が複雑に作用することで、多くの体の異常がみられ、合併症が生じます。これらの合併症を管理するためにも多くの薬が必要となるのです。

2 血液透析（HD）に かかわる薬の注意点

特定医療法人仁真会白鷺病院 薬剤科 主任　**吉田 拓弥**（よしだ・たくや）

局所麻酔薬

　血液透析（hemodialysis；HD）では、シャントへの穿刺が必須です。HDに用いられる針は通常より太く、また、一般的に、脱血用と返血用の二か所に穿刺する必要があります。穿刺は疼痛を伴うため、週3回行われるHDにおける穿刺時の疼痛は、患者のストレスや透析拒否などにつながる可能性が考えられます。よって、穿刺時には局所麻酔薬を使用し、穿刺時の疼痛を軽減させます。

　局所麻酔薬は、使用部位における痛みの神経伝達を抑制することで、知覚神経および運動神経を遮断し、疼痛を軽減させます。効果が出てくるまでに時間を要するので、透析時間や穿刺のタイミングを考えて、前もって使用しておく必要があります。

リドカイン（ペンレス®テープ、リドカインテープ）

　一般的な局所麻酔用の貼付剤です。穿刺予定部位に約30分間貼付[1] し、はがしてから穿刺しますが、効果発現時間には個人差があり、30〜120分程度で調整されます。貼付時間が長時間になればなるほど、かぶれるなどの皮膚トラブルが起こりやすくなります。

　ペンレス®テープとリドカインテープは、皮膚トラブルの起こりやすさを見て選択されます。

リドカイン・プロピトカイン配合剤（エムラ®クリーム、エムラ®パッチ）

　皮膚トラブルやそのほかのさまざまな要因によって、リドカインテープが使用できない場合に、リドカイン・プロピトカイン配合剤が使用されます。穿刺予定部位に60分間塗布した後、除去しますが、塗布時間は120分を超えないこととされています[2]。「塗り込む」というよりは「厚く盛る」というようなイメージで、塗布後、ラップあるいは専用の固定用テープにより密封（occlusive dressing technique；ODT）療法にて使用します **図1** [3]。また、単施設のシングルアーム研究で、リドカイン貼付剤で透析穿刺痛緩和ができない症

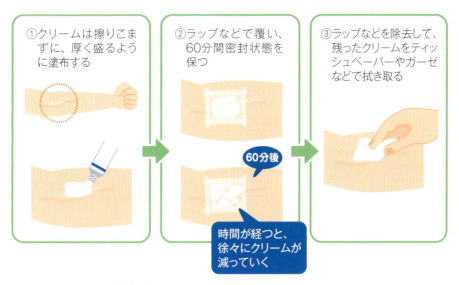

図1 クリーム塗布の手順（文献3を参考に作成）

例において、配合剤（クリーム）への変更により、穿刺痛が軽減したとの報告があります[4]。

抗凝固薬

　血液は、血管内以外に触れると凝固してしまいます。HDは血液を体外循環するため、血液を凝固させないようにする薬剤、すなわち抗凝固薬が必要になります。それぞれの抗凝固薬の特徴の違いを 表1 に示します。

未分画ヘパリン

　もっとも頻用される抗凝固薬です。未分画ヘパリン自体には、実は抗凝固作用はありません。アンチトロンビンⅢと結合してその活性を高めることで、凝固因子の中でもⅡa、Ⅹa、Ⅸa、Ⅹaに対するアンチトロンビンの阻害作用を促進します。とくに、ⅡaおよびⅩaを強く阻害することで、抗凝固作用を発揮します 図2 。

　未分画ヘパリンの使用方法には、全身ヘパリン化法と局所ヘパリン化法があります。全身ヘパリン化法はその名のとおり、体内の血液にもヘパリンによる抗凝固作用の影響があり、出血の危険性が少ない透析患者に適応されます。

　局所ヘパリン化法は、脱血する動脈側からヘパリンを投与し、返血する際に、中和剤であるプロタミン硫酸塩を注入する方法です。できるだけ透析回路内でのみヘパリンの抗凝固作用が発揮されるようにする使用方法であり、出血の危険性が高い透析患者に検討されます。

表1 抗凝固薬の特徴

種類	体内における消失半減期	メリット	デメリット	初回投与	効果の指標
未分画ヘパリン	1～1.5時間	安価	・出血の助長 ・HIT	必要	・ACT ・APTT
低分子ヘパリン	2～3時間	（理論上）出血リスクが少ない	・高価 ・HIT	必要	Xa活性（現実的ではない）
ナファモスタットメシル酸塩	5～8分	出血性合併症時にも使用可能	・高価 ・AN69膜に吸着する ・まれにアナフィラキシーショックを起こす	不要（ただし回路内の充填は必要）	ACT
アルガトロバン水和物	30分	HITに適応	高価	必要	APTT

ACT：活性化凝固時間（activated coagulation time）、APTT：活性化部分トロンボプラスチン時間（activated partial thromboplastin time）

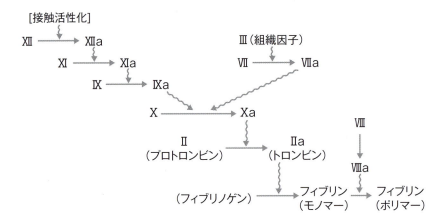

図2 血液凝固カスケード

ヘパリン起因性血小板減少症（HIT）

ヘパリン製剤による副作用で注意すべきものの一つに、ヘパリン起因性血小板減少症（heparin-induced thrombocytopenia；HIT）があります。ヘパリンの投与によって、体内にある血小板第4因子（PF4）との複合体が形成され、その複合体を新しい抗原とみなして、HIT抗体が産生されます。この複合体とHIT抗体が免疫複合体を形成することで、血小板が過剰に活性化することによる消費性の血小板減少症、トロンビンの産生が促進することによる血栓塞栓症などの異常が生じます[5]。血小板減少はHIT発症時

の95％で認めるとされており、疑われた場合はHIT抗体を測定します。

　HITの分類について **表2** [5] に示します。HITの多くは、およそ70％を占める通常発症型で、ヘパリン投与後5～14日で発症します。30％程度で認める急速発症型では、例えば、HD導入の100日以内に、ヘパリンの曝露を受けてHIT抗体が検出されている状態でヘパリンを投与すると、数分から24時間以内に急激な血小板減少を来す可能性があります。

表2 **HITの分類**（文献5を参考に作成）

分類	発症頻度	発症時期	特徴
通常発症型HIT	約70％	ヘパリン投与後5～14日	基本型。血小板数は$20 \times 10^3/\mu$L以上でとどまる
急速発症型HIT	約30％	ヘパリン投与後1日以内	ヘパリン再投与で発症。重症化しやすく、大量投与では発熱、悪寒、呼吸困難などの強い全身症状を伴う

ほかに、発症頻度数％の分類として、遅延発症型HIT、持続型HIT、自然発生型HIT症候群、フォンダパリヌクス関連HIT、ヘパリンフラッシュHIT、HIT関連DICなどがある。

低分子ヘパリン

　ヘパリンを酵素あるいは化学処理することによって得られる、分子量の小さい分画です **表1** 。ヘパリンと比較して、Ⅱaに対する結合力が弱まっており、生体内での抗凝固作用が弱まっている一方、Xaに対する阻害作用は維持されているため、凝固時間の延長を起こさずに、体外循環における抗凝固作用を維持したまま、出血の危険性が軽減されています。

　低分子ヘパリンが適応されるのは、HD導入時や、内視鏡手術後、シャント手術後など出血リスクが高まっている症例です。加工処理されたヘパリン製剤であるため、未分画ヘパリンよりも高価です。加えて、拮抗薬であるプロタミンによる中和作用は、未分画ヘパリンと比べると部分的であるとされています。

蛋白分解酵素阻害薬（ナファモスタットメシル酸塩［フサン®］）

　蛋白分解酵素阻害薬で、HD時の凝固抑制以外にも、膵炎や播種性血管内凝固症候群（disseminated intravascular coagulation：DIC）に使用されます。アンチトロンビンⅢを介さない凝固因子であるⅫa、Ⅶa、Xa、Ⅱaに対する阻害作用があります。体内における消失半減期が数分と短く **表1** 、抗凝固作用は体外循環回路内に限局すると考えられており、出血イベントのリスクが高い症例で選択されます。

透析ケア　2024年 冬季増刊　**135**

使用時に注意すべき点として、ナファモスタットメシル酸塩は陽性に荷電している薬剤であり、強い陰性荷電作用を持つアクリロニトリルメタリルスルホン酸ナトリウム（AN69）膜にとても吸着しやすいので、AN69膜の使用例では、ナファモスタットメシル酸塩は使用を回避します。また、まれにアナフィラキシーショックを起こすことがあるので、投与初期は、呼吸状態や血圧変動、掻痒感、発疹の有無などを注意深く観察しましょう。

選択的抗トロンビン薬（アルガトロバン水和物［ノバスタン®］）

　アンチトロンビンを介さず、直接トロンビン（IIa）を阻害する薬剤です。ナファモスタットメシル酸塩と異なる点は、Xaの阻害作用が弱いことです。わが国で唯一、HITに対する適応を有する薬剤で、HITを認めたHD患者の抗凝固薬として選択されます。ほかに、脳血栓急性期や慢性動脈閉塞症などにも適用されます。

引用・参考文献

1) ペンレス®テープ添付文書. 2023年4月改訂（第1版）.（2024年9月閲覧）.
2) エムラ®クリーム添付文書. 2022年11月改訂（第1版）.（2024年9月閲覧）.
3) 佐藤製薬. エムラクリームをご使用の患者さんへ.（https://medinfo-sato.com/patient/pdf/31_emla_cream.pdf, 2024年9月閲覧）.
4) 内村英輝ほか. リドカイン-プロピトカイン配合クリーム（エムラ®クリーム）による透析穿刺痛の緩和. 日本透析医学会雑誌. 50（7）, 2017, 477-82.
5) ヘパリン起因性血小板減少症の診断・治療ガイドライン作成委員会. ヘパリン起因性血小板減少症の診断・治療ガイドライン. 日本血栓止血学会誌. 32（6）, 2021, 737-82.

局所麻酔薬とは

特定医療法人仁真会白鷺病院 薬剤科 主任　**吉田 拓弥**（よしだ・たくや）

局所麻酔薬の役割

　局所麻酔薬は、血液透析（HD）時の穿刺痛を抑える薬剤です。血液透析では、毎回、脱血用と返血用に針を穿刺するため、穿刺の痛みを抑えることが大切です。透析の1時間程度前※から使用しておくことで、穿刺の痛みを和らげてくれます。

※適切な使用時間は個人差あり。

局所麻酔薬の種類

　一般的には貼付剤を使用しますが、かゆみやかぶれなどの皮膚トラブルが起こることがあり、塗り薬を使用する場合もあります。

　使用する部位は、患者さんのシャント位置や穿刺部位によって異なります。透析室スタッフの指示にしたがって、適切な場所に使用しましょう 図 [1]。

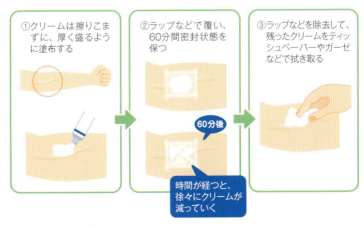

図　クリーム塗布の手順（文献1を参考に作成）

引用・参考文献
1) 佐藤製薬. エムラクリームをご使用の患者さんへ．（https://medinfo-sato.com/patient/pdf/31_emla_cream.pdf, 2024年9月閲覧）．

抗凝固薬とは

特定医療法人仁真会白鷺病院 薬剤科 主任　**吉田 拓弥**（よしだ・たくや）

抗凝固薬の役割

血液透析（HD）における体外循環時に、血液の凝固を抑える薬剤です。血液は、血管以外に触れると、凝固因子の作用によって固まってしまうので、血液透析を行うために抗凝固薬は必須です。

抗凝固薬はいつ使うの？

基本的には、透析回路の中でだけ、血液を固まりにくくするように使用しています。患者さんの過去の副作用歴や合併症などの背景によって、抗凝固薬が選ばれます 表 [1]。

飲み薬と同じように、抗凝固薬についても、使用している薬剤とその理由について知っておくとよいでしょう。

表 抗凝固薬の種類と選び方（文献1を参考に作成）

種類	特徴
未分画ヘパリン	もっとも一般的な抗凝固薬です
低分子ヘパリン	未分画ヘパリンよりも出血の危険性を抑えた薬剤です
ナファモスタットメシル酸塩	出血性合併症の経験がある患者さんに使用されます。一部の透析膜とは併用ができません
アルガトロバン水和物	ヘパリン起因性血小板減少症（HIT）の経験がある患者さんに使用されます

引用・参考文献

1) ヘパリン起因性血小板減少症の診断・治療ガイドライン作成委員会. ヘパリン起因性血小板減少症の診断・治療ガイドライン. 日本血栓止血学会誌. 32（6）, 2021, 737-82.

3 透析患者の合併症の治療に使用される薬の注意点

社会医療法人宏潤会大同病院 薬剤部 薬剤部長／薬剤科長／
社会医療法人宏潤会だいどうクリニック 診療部 薬剤科長／腎臓病薬物療法専門薬剤師／腎臓病療養指導士
田中 章郎（たなか・あきお）

はじめに

透析患者の薬物療法では、投与量や投与間隔に注意をする必要があります。腎機能低下時の薬剤投与量については、『CKD診療ガイド2024』[1]などの書籍に示されているので、必要に応じて確認することが大切です。

透析療法は、大きく血液透析（hemodialysis；HD）と腹膜透析（peritoneal dialysis；PD）の二つに分けることができます。PDは腎臓の機能を残した状態で実施するため、残腎機能を保持することが重要です。PDの薬物療法は、保存期の薬物療法に類似していることが多いです。一方HDでは、合併症を予防するための薬物療法が重要となります。本稿では、透析患者に対しておもに使用される薬剤について解説します。

透析患者におもに使用される薬

腎性貧血治療薬

腎臓は、造血ホルモン（エリスロポエチン［erythropoietin；EPO］）を産生しています。EPOは、骨髄に赤血球をつくるための信号を出しています。EPOが欠乏すると、骨髄での赤血球の産生が低下して貧血になります。このため、腎臓のはたらきが落ちている場合には、貧血になりやすくなります。貧血が長く続くと、心臓の負担が大きくなり、心不全の原因となってしまいます。

血液中のヘモグロビン（Hb）量が低下した場合、赤血球の原料となる鉄の不足があれば、鉄剤（フェジン®などの注射薬、フェロミア®などの経口薬）を使用します。これらの基準推奨値については、『2015年版 慢性腎臓病患者における腎性貧血治療のガイドライン』[2]を参照してください。

透析ケア 2024年 冬季増刊 **139**

鉄の不足がない場合は、赤血球造血刺激因子製剤（erythropoiesis stimulating agent；ESA［ダルベポエチン アルファなど］）や低酸素誘導因子-プロリン水酸化酵素（hypoxia-inducible factor prolyl hydroxylase；HIF-PH）阻害薬を使用します。ESAは注射薬で、おもに透析ごとに使用します。半減期が長いダルベポエチン アルファは1〜2週間に1回、エポエチン ベータ ペゴルは2〜4週間に1回使用します。また、近年使うことができるようになったHIF-PH阻害薬は経口薬です。この薬剤は、HIF-PHを阻害することでEPO産生を誘導し、赤血球の産生が亢進され、腎性貧血を改善する効果があります。

骨・ミネラル代謝異常治療薬

　腎臓は、ビタミンDが効果を発揮できるようにするはたらきをもっています。保存期や透析期では、活性型ビタミンDが少なくなり、結果的に二次性副甲状腺機能亢進症（secondary hyperparathyroidism；SHPT）を発症する可能性があります。このため、ビタミンD製剤（アルファカルシドールなどの経口薬やマキサカルシトールなどの注射薬）を使用します。

　SHPTでは、副甲状腺が大きくなり、手術が必要となることがあります。このような状況にならないように、カルシウム（Ca）受容体作動薬（エボカルセトなど）を使用します。この薬剤は、副甲状腺のカルシウム受容体を刺激して、副甲状腺ホルモン（parathyroid hormone；PTH）の分泌や増殖を抑制するはたらきがあります。

カリウム抑制薬

　腎臓からのカリウム（K）の排泄が低下することにより、高カリウム血症を来します。高カリウム血症は不整脈を来し、突然死の原因となることがあります。カリウム値が5.5mEq/L以上となる場合には、カリウムを腸の中で吸着し、便に排泄するカリウム吸着薬（ロケルマ®、ポリスチレンスルホン酸Ca経口ゼリーなど）が処方されます。

　HD患者での高カリウム血症は、遭遇する機会が比較的多いです。カリウム抑制薬は、陽イオンを交換する樹脂であり、消化・吸収されることなく、腸管内、とくに結腸付近で作用を示します。そのため、リン吸着薬とは異なり、必ずしも食直後に服用する必要はありません。しかし、副作用として便秘を誘発しやすいため、クロライドチャネルアクチベーターであるルビプロストンなどの薬を併用し、便に水分を含ませて軟らかい状態にして排便を促します。とくに透析患者では、除水や食事制限、食物繊維の摂取不足、腸内細菌叢の減少、高血圧、腸の虚血や併用薬剤などにより便秘を有することが多く、十分な薬効が得られないばかりでなく、イレウスの発現など、重大な副作用をひき起こすことがあるた

め、排便状況を確認することが重要です。

昇圧薬と降圧薬

■ 昇圧薬

透析中に急激に血圧が低下する場合や、つねに血圧が低い場合、透析にかかわらず起立性低血圧が認められる場合には、血圧を上げるための薬剤を使用することがあります。使用される薬剤は、アメジニウムメチル硫酸塩やミドドリン塩酸塩、ドロキシドパ、エチレフリン塩酸塩などです。

■ 降圧薬

高血圧の治療は、心血管系の合併症を予防するために重要です。よく使用される薬剤として、アンジオテンシンⅡ受容体拮抗薬（angiotensin Ⅱ receptor blocker；ARB）、カルシウム拮抗薬、α遮断薬などがあります。まれに、心血管疾患（cardiovascular disease；CVD）がある場合に、少量の抗アルドステロン薬が処方されるケースがあります。

皮膚掻痒症治療薬 表1

かゆみを訴える透析患者は多く存在します。これは、表皮角層内での水分量が減少することによって、皮膚が乾燥した状態になることや、尿毒症物質の蓄積によって、かゆみが誘発されるためです。かゆみを抑えるために、通常は外用薬が使用されます。

保湿薬として、油脂性基剤は油分が皮膚の水分を蒸散することを妨げ、角層の水分量を上昇させることによって、保湿効果を得ることができます。乳剤性基剤は、皮膚表面に油性膜が残りますが、水分の蒸散を妨げないため、油脂性基剤と比較して、べとつき感が少ないという特徴があります。尿素製剤は、尿素が角層の水分保持能力を増加させ、厚い角質を剥離溶解する作用があり、油脂性基剤と比較して、保湿持続時間が短いです。また、

表1 かゆみに対して処方される薬

分類	系統（薬剤）
外用薬	油脂性基剤（白色ワセリン、プラスチベース） 乳剤性基剤（親水クリーム） 尿素製剤（ケラチナミン®軟膏など） 外用抗ヒスタミン薬（レスタミン®軟膏など） ステロイド外用薬（リンデロン®V軟膏など）
経口薬	抗ヒスタミン薬（エピナスチン塩酸塩、フェキソフェナジン塩酸塩など） 選択的オピオイドκ受容体作動薬（ナルフラフィン塩酸塩）
注射薬	κオピオイド受容体作動薬（コルスバ®）

透析ケア 2024年 冬季増刊 **141**

保湿作用を有する薬剤が配合されているヒルドイド軟膏がありますが、保湿作用時間は短いため、少し強いかゆみを伴う場合には、外用抗ヒスタミン薬を使用します。さらに強いかゆみの場合にはステロイド外用薬を使用します。

　外用薬だけではかゆみが治まらない場合は、経口薬を使用します。第一段階として、抗ヒスタミン薬を使用し、それでも治まらないかゆみに対して、選択的オピオイドκ受容体作動薬を使用します。この薬は、神経細胞の表面にあるオピオイドκ受容体を活性化し、かゆみを感じる神経細胞の活動を低下させ、かゆみを抑えます。しかし、神経細胞のはたらきを低下させるため、眠気やめまいなどの副作用があります。近年は、透析時に使用する注射薬も発売されています。

抗菌薬

　抗菌薬には、病原体に対して微生物を破壊する殺菌的作用と、増殖を阻止する静菌的作用があります。透析患者は易感染性で、感染症は透析患者の死因の第2位です[3]。透析患者に多い感染症として、肺炎や結核、菌血症（カテーテル関連菌血症や感染性心内膜炎など）があります。

　抗菌薬は大きく三つに分けることができます 表2 。一つ目は、細胞壁合成阻害薬です。細胞壁合成阻害薬は、細菌細胞固有の細胞壁合成を阻害することで、細菌を殺すはたらきがあります。バンコマイシンはヒスタミン遊離作用があるため、急速静注（500mgを30分未満）した場合、レッドネック症候群が発現するので、投与速度に注意が必要です。

　二つ目は、蛋白合成阻害薬です。蛋白合成阻害薬は、細菌の増殖に必要な蛋白質の合成を阻害します。マクロライド系薬剤は、細胞壁をもたないマイコプラズマに対して効果を発揮します。組織移行性が良好であるため、マイコプラズマ肺炎などの呼吸器感染症に使

表2 抗菌薬の種類

分類	系統（薬剤）
細胞壁合成阻害薬	βラクタム系（ペニシリン系、セフェム系、カルバペネム系など） グリコペプチド系（バンコマイシン塩酸塩、テイコプラニンなど） ストレプトグラミン系 ホスホマイシン系
蛋白合成阻害薬	アミノグリコシド系（アミカシン硫酸塩、アルベカシン硫酸塩など） マクロライド系（アジスロマイシン水和物、クライスロマイシン、エリスロマイシンなど）
核酸合成阻害薬	ニューキノロン系（レボフロキサシン水和物、シプロフロキサシン塩酸塩など）

用されます。

　三つ目は、核酸合成阻害薬です。核酸合成阻害薬は、DNA複製を阻害することで抗菌作用を発揮します。ニューキノロン系の薬剤は、制酸剤や鉄剤との相互作用で吸収が低下するため、これらの薬剤を併用する場合は、服用時間を2時間程度ずらすことが必要です。

漢方薬

　漢方薬治療では、体質の強弱という概念を、実証（頑健な体質）、虚証（虚弱体質）を両極端として一種のパラメーターとして用います。実証とは、体格がしっかりしている、筋肉質、病気になりにくい、疲れにくい、赤ら顔、胃腸が丈夫で栄養状態がよいなどの「よい状態」のことを示します。一方虚証とは、顔色が白い、病気になりやすい、下痢になりやすい、疲れやすいなど、「虚弱体質と表現される状態」のことを示します。漢方薬治療では、消化機能を改善して体力を養う考えが背景にあります。

　漢方薬を使用している場合の注意点として、医療用の漢方薬には、1包中約4～50mgのカリウムが含まれている[4, 5]ことを念頭に置きましょう。一般的に販売されている漢方薬も、同様にカリウムを含んでいます。通常、透析患者のカリウム摂取量は1日1,500mg以下とされています[4, 5]。血清カリウム値が高い場合は、市販の漢方薬を自己判断で服用することは避けたほうがよいと考えられます。また、血清カリウム値の高い患者で医療用の漢方薬が処方されている場合は、高カリウム血症の原因の一つとなり得るため、医師への情報提供が必要です。

引用・参考文献

1) 日本腎臓学会編. CKD診療ガイド2024. 東京, 東京医学社, 2024, 176p.
2) 日本透析医学会. 2015年版 慢性腎臓病患者における腎性貧血治療のガイドライン. 日本透析医学会雑誌. 49 (2), 2016, 89-158.
3) 日本透析医学会. わが国の慢性透析療法の現況 (2021年12月31日現在). 日本透析医学会雑誌. 55 (12), 2022, 665-723.
4) 伊藤八重ほか. 漢方製剤エキス顆粒 (医療用) 中のカリウム含量. 日本透析療法学会雑誌. 24 (7), 1991, 933-5.
5) 桜井寛ほか. 漢方製剤エキス顆粒 (医療用) 中のカリウム含量 (第2報). 日本透析医学会雑誌. 28 (7), 1995, 1081-5.

腎性貧血治療薬

日本赤十字社愛知医療センター名古屋第二病院 薬剤部　**安田 知弘**（やすだ・ともひろ）

透析患者さんの貧血

腎臓には、血液をつくるエリスロポエチン（EPO）を産生するはたらきがあります。腎機能が低下すると、この物質の産生が低下し、貧血状態となります。これが腎性貧血です。腎性貧血治療薬には、注射薬と飲み薬があります。また、注意が必要な副作用に、高血圧と血栓塞栓症があります。

腎性貧血治療薬の種類

腎性貧血治療薬には、注射薬と経口薬があります。注射薬は病院で投与する必要があり、通院が必要です。経口薬は自宅で服用できますが、飲み忘れには注意が必要です。飲み忘れた場合は、なるべく早く1回分を服用してください。次の服薬時間が近づいていても、2回分を一度に飲んではいけません。

腎性貧血治療薬の副作用

●高血圧

薬の副作用で、血圧が上昇することがあります。まずは、自宅での血圧測定を習慣にしてください。自分のふだんの血圧を知り、血圧の上昇が続く場合には、医療機関に相談してください。

●血栓塞栓症

血管が詰まる塞栓症（脳梗塞や肺塞栓症）をひき起こすことがあります。突然の頭痛や吐き気、胸の痛みなどの症状が出たら医療機関に相談してください。

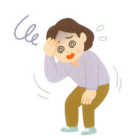

骨・ミネラル代謝異常治療薬

日本赤十字社愛知医療センター名古屋第二病院 薬剤部　**安田 知弘**（やすだ・ともひろ）

骨・ミネラル代謝異常って何？

　腎臓の機能が低下すると、骨が脆くなったり、血管が石灰化したりすることがあります。これらの症状が起こらないようにするためには、血液中のミネラル（リン[P]、カルシウム[Ca]）や副甲状腺ホルモン（PTH）を正常な値に保つ必要があります。

リン吸着薬

　リンが体内に入りすぎないようにする薬です。食品中のリンを吸着するので、食事の直前もしくは直後に服用する必要があります。この系統の薬は、カルシウム値が高くなりすぎたり、腎障害を起こしたりすることがあります。カルシウムを多く含有する薬やサプリメントを使用している場合には、とくに注意が必要です。また、最近発売されたフォゼベル®は、腸管からリンの吸収を抑制します。この薬も食事の直前に服用する必要がありますが、下痢が起こりやすくなるため注意が必要です。

活性型ビタミンD₃製剤

　カルシウムの吸収を助けるはたらきがあり、カルシウムの低下を防いでくれます。また、過剰にはたらいている副甲状腺のはたらきを抑えます。この系統の薬は、カルシウムが高くなりすぎたり、腎障害を起こしたりすることがあります。カルシウムを多く含有する薬やサプリメントを使用している場合には、とくに注意が必要です。

カルシウム受容体作動薬

　副甲状腺ホルモンを下げることで、骨・ミネラル代謝異常を改善します。飲み薬と注射薬があり、副作用として吐き気を起こすことがあります。

透析ケア　2024年 冬季増刊　**145**

カリウム抑制薬

社会医療法人宏潤会大同病院 薬剤部 副部長　**太田 達也**（おおた・たつや）

高カリウム血症

　カリメート®やケイキサレート®、ロケルマ®などのカリウム抑制薬は、高カリウム（K）血症治療薬とよばれることもあります。高カリウム血症とは、腎機能の低下により、カリウムの排泄がうまくできなくなり、血中のカリウム値が高くなることです。高カリウム血症は、筋力の低下や吐き気、しびれなどをひき起こし、場合によっては不整脈や心停止などをひき起こすこともあります。

カリウム抑制薬の作用

　カリメート®やケイキサレート®は、陽イオン交換樹脂製剤とよばれ、薬剤中のカルシウムイオン（Ca^{2+}）やナトリウムイオン（Na^+）と腸管内のカリウムイオン（K^+）を交換・吸着し、糞便中に排泄します。ロケルマ®は、非ポリマー無機陽イオン交換化合物であり、腸管内で、水素イオン（H^+）およびナトリウムイオンとカリウムイオンを交換し、糞便中に排泄することで血液中のカリウム値を低下させます。

●服用時の注意点

　散剤や顆粒剤は、水によく混ぜて服用します。飲みにくい場合は、ゼリー製剤（りんご味フレーバー）や液剤（オレンジフレーバー）もあるので、医師や薬剤師に相談してください。

　便秘に注意が必要で、とくにカリメート®やケイキサレート®などの陽イオン交換樹脂製剤は、腸管内で膨張することで、便秘や腹痛、腹部膨満感を起こすことがあります。

昇圧薬／降圧薬

社会医療法人宏潤会大同病院 薬剤部 副部長　**太田 達也**（おおた・たつや）

昇圧薬

リズミック®（アメジニウムメチル硫酸塩）やドプス®（ドロキシドパ）などの昇圧薬は、神経伝達物質（ノルアドレナリン）の作用を高めたり、ノルアドレナリンに変換されて、心臓の収縮力を高めて心臓の拍出量を増加させ、血管を収縮させて血圧を上げます。リズミック®は、透析中に血圧が低下し、透析の継続が困難となる場合に、ドプス®は、透析終了後の起立時に収縮期血圧が15mmHg以上低下する患者さんに使用されます。

リズミック®で心臓の副作用が懸念される場合は、メトリジン®（ミドドリン塩酸塩）が使用される場合もあります。

降圧薬

透析患者さんは、腎血流量の低下によるレニン・アンジオテンシン・アルドステロン（RAA）系の賦活化、動脈硬化、無尿・乏尿による体液量の増加など、さまざまな原因により血圧が上昇します。降圧薬としては、RAA系を抑える薬や、血管を拡張する薬、尿量を増やす薬などが使用されます 表 。

表 透析患者さんに処方される降圧薬

分類	一般名
カルシウム拮抗薬	アムロジピンベシル酸塩、ニフェジピンなど
アンジオテンシン変換酵素（ACE）阻害薬	エナラプリルマレイン酸塩、イミダプリル塩酸塩など
アンジオテンシンII受容体拮抗薬（ARB）	バルサルタン、カンデサルタン シレキセチル、オルメサルタン メドキソミルなど
α遮断薬	ドキサゾシンメシル酸塩など
β遮断薬	カルベジロールなど
利尿薬	フロセミド、トリクロルメチアジドなど

第3章 薬の疑問

3 透析患者の合併症の治療に使用される薬の注意点

透析ケア　2024年 冬季増刊　**147**

皮膚搔痒症治療薬

半田市立半田病院 薬剤科 腎臓病薬物療法認定薬剤師　**古田 麻衣子**（ふるた・まいこ）

抗ヒスタミン薬

　肥満細胞から遊離されるヒスタミンという物質が、ヒスタミン受容体に結合することでアレルギー症状が起こります。抗ヒスタミン薬は、ヒスタミンがヒスタミン受容体と結合することを抑制して、抗アレルギー作用を示します。

　薬の成分によっては、眠気をひき起こすものがあるため、自動車など、危険を伴う機械の操作を控える必要がある薬もあります。また、薬により1日1回や1日2回など、飲む回数が異なるため注意しましょう。

オピオイド受容体作動薬

　抗ヒスタミン薬などが効きにくいかゆみを抑えます。オピオイド受容体作動薬は透析によって除去されるため、この薬の使用から血液透析（HD）開始や透析液交換までは十分な間隔をあける必要があります。

　経口薬の場合は、夕食後または寝る前に服用します。夕食後の服用を指示されていて、飲み忘れに気づいたのがその日の寝る前であれば、1回分を服用してください。それ以外の場合は、飲み忘れた分は1回飛ばして次の通常服用時間に1回分を服用します。注射薬の場合は、透析ごとに回路内に投与されます。

　眠気やめまいなどが起こることがあるので、自動車など、危険を伴う機械の操作は避けてください。

保湿薬

　皮膚の乾燥を防ぎます。

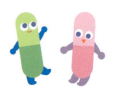

抗菌薬

半田市立半田病院 薬剤科 腎臓病薬物療法認定薬剤師　**古田 麻衣子**（ふるた・まいこ）

抗菌薬の効能

　抗菌薬は、細菌を壊したり、細菌が増えるのを抑えたりして感染症を治療する薬です。細菌以外の病原体（ウイルスや真菌）が原因となる感染症には効きません。

● **服用時の注意点**

　抗菌薬にはたくさんの種類があります。感染している場所や、どの細菌をターゲットにするかなどから、最適な抗菌薬が判断されて処方されています。1日1回服用するものから1日3回服用する薬もあります。透析によって除去される薬もあります。それぞれの薬によって服用方法が異なるため、説明をしっかりと聞いて正しく服用しましょう。また、症状がよくなったからといって途中で服用を止めてしまうと、感染症がしっかり治らない恐れや、体の中で抗菌薬が効かない性質をもった細菌（薬剤耐性菌）が増えてしまうことがあります。

　病原体としての細菌だけでなく、腸内細菌も抗菌薬が攻撃してしまうため、副作用として下痢が起こることがあります。もし、副作用で飲み続けることをためらうことがあれば、医師や薬剤師に相談してください。

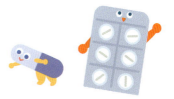

漢方薬

半田市立半田病院 薬剤科 腎臓病薬物療法認定薬剤師　**古田 麻衣子**（ふるた・まいこ）

漢方薬の成分

　漢方薬は、植物や鉱物などの生薬を組み合わせてできた薬です。

　西洋薬は一つの有効成分でつくられていることが多いですが、漢方薬は一剤に複数の有効成分が含まれているため、複数の症状の改善が期待されます。また、医療用の漢方薬と市販の漢方薬では、同じ名前の漢方薬でも生薬の含有量が異なることがあります。

● **服用時の注意点**

　漢方薬は複数の生薬を含んでいるため、複数の漢方薬を服用する際には生薬の重複に注意する必要があります。とくに甘草（カンゾウ）を含有する生薬の重複により、低カリウム（K）血症や高血圧などの症状を呈する偽アルドステロン症をひき起こしたり、逆に生薬由来のカリウムの摂取量が多くなり、血清カリウム値が高くなることがあります。

　病院で処方される漢方薬の重複だけでなく、市販の漢方薬との併用にも注意してください。とくに、市販薬のなかには、漢方薬だとわかりにくい名前の薬もあります。漢方薬だから副作用は出ない、と考えずに飲み合わせを確認するようにしましょう。

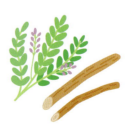

4 透析患者が注意しておきたいそのほかの薬

八王子薬剤センター薬局 薬局長／腎臓病療養指導士　**添石 遼平**（そえいし・りょうへい）

おくすり手帳の必要性

　透析患者は、複数の疾患に罹患していることが多いため、併用薬の確認は必須です。そのため、おくすり手帳の活用が大切です。

　日本透析医学会の2022年の報告では、慢性透析患者の原疾患でもっとも多いのは糖尿病性腎症（diabetic nephropathy；DN）で39.5％、次いで慢性糸球体腎炎が24.0％、腎硬化症が13.4％と報告されています[1]。糖尿病治療では、より適正な血糖管理を実施するために多剤併用療法がスタンダードになってきています。また、腎硬化症は長期にわたって高血圧症を患っている場合に発症しやすいことがわかっています。高血圧治療も多剤併用療法が一般的となっているため、必然的に透析患者では多剤服用患者が多くなります。そういった患者の薬を一元的に管理するために、おくすり手帳を活用しましょう。

　おくすり手帳には、紙ベースの手帳とスマートフォンアプリの電子おくすり手帳の2種類があります。どちらの手帳も、薬の一元管理ができるという点で違いはありませんが、患者の利用方法によっては、すべての薬が記載されていないケースがあるので注意が必要です。今後、電子処方箋の運用が本格化することで、リアルタイムに処方情報が電子的に取得できるようになる見込みですが、市販薬やサプリメントなどは対象外となります。そういった点でも、おくすり手帳の確認は今後も必須といえます。

他科で処方された薬

　前述したように、透析患者は透析療法に関連する薬以外にも多くの薬を服用している場合があります。一般に、服用した薬は肝臓で代謝を受けてから排泄される経路と、代謝を受けずに尿から直接排泄される経路があります。このうち、とくに尿から直接排泄する割合の高い薬（一般に30〜40％以上）を腎排泄性薬剤といいます。透析患者では、尿を排泄する機能がほぼ廃絶しているために、腎排泄性薬剤は体内に蓄積しやすくなり、高い血中

透析ケア　2024年 冬季増刊　**151**

濃度を維持するために、副作用リスクが高くなります。そのため、透析患者では腎排泄性薬剤を避ける、もしくは減量する必要があります。

透析科（透析実施機関）では、腎排泄性薬剤を把握しており、用法・用量を調節する必要性を把握していますが、それ以外の科では腎機能を考慮せずに処方しているケースも散見されます。そのため、患者の他科受診の有無については、かならず確認しておきましょう。そのうえで、他科を受診しているようであれば、処方薬の有無を確認して、内容についてはおくすり手帳などで把握するようにしましょう。併用薬をもれなく把握するためにも、おくすり手帳の適正使用を日ごろから患者に教育しておくことが大切です。

市販薬

市販薬の分類

市販薬は大きく2種類に分けられ、要指導医薬品と一般用医薬品があります。

要指導医薬品は多くの場合、医療用医薬品と同じ効果をもっています。一方、一般用医薬品は有効成分の安全性に基づいて分類されており、リスクが高い順に第1類・第2類・第3類に分けられます。このうち、要指導医薬品と第1類医薬品は、購入時に薬剤師からの情報提供が必須ですが、第2・3類医薬品は登録販売者からも購入可能で、法的には専門家からの情報提供も求められていません。つまり、消費者自身の判断で購入・使用できます。

透析患者に注意が必要な薬剤

2024年9月現在、市販薬のなかで透析患者に禁忌とされる薬剤は165製品あります[2]。これらのほとんどは胃腸薬や下剤で、具体的な成分としては、アルミニウム（Al）やマグネシウム（Mg）などの制酸剤や塩類下剤が含まれます。

そのほかにも、一部の漢方製剤などでも、禁忌ではないが注意が必要な薬剤が多くあります。透析患者は腎機能が廃絶しているため、薬剤の蓄積による副作用リスクが高まり注意が必要です。透析患者に対しては、市販薬を購入する際には、薬剤師もしくは登録販売者にかならず相談するように指導しておくことが肝要です。

睡眠薬

透析患者では不眠を訴えるケースが多く、不眠は、糖尿病や高血圧などの合併症の悪化

や、生活の質（quality of life；QOL）の低下にもつながります。そのため、不眠の改善を目的に睡眠薬がよく処方されています。透析患者では一般に、使用できない薬や用量に注意が必要な薬は多いですが、汎用されている睡眠薬のなかで、用量調整が必要な薬剤は多くはありません 表1 。しかし、透析患者は多剤併用を一つの背景として、転倒リスクが高い集団といわれています。そのため、転倒リスクを減らすためにも薬剤の選択には細心の注意が必要となります。

現在使用されているおもな睡眠薬には、ベンゾジアゼピン系睡眠薬、非ベンゾジアゼピ

表1 透析患者に処方される睡眠薬

分類	一般名	商品名（先発品）	透析患者での注意点
ベンゾジアゼピン系睡眠薬(超短時間型)	トリアゾラム	ハルシオン®	不要
ベンゾジアゼピン系睡眠薬（短時間型）	ブロチゾラム	レンドルミン®	不要
	リルマザホン塩酸塩水和物	リスミー®	不要
	ロルメタゼパム	エバミール®／ロラメット®	不要
ベンゾジアゼピン系睡眠薬（中間型）	エスタゾラム	ユーロジン®	不要
	ニトラゼパム	ベンザリン®／ネルボン®	不要
	フルニトラゼパム	サイレース®	不要
ベンゾジアゼピン系睡眠薬（長時間型）	クアゼパム	ドラール®	不要
	ハロキサゾラム	ソメリン®	不要
	フルラゼパム塩酸塩	ダルメート®	不要
非ベンゾジアゼピン系睡眠薬（超短時間型）	エスゾピクロン	ルネスタ®	血中濃度の上昇および半減期の延長がみられるため注意が必要
	ゾピクロン	アモバン®	不要
	ゾルピデム酒石酸塩	マイスリー®	不要
メラトニン受容体作動薬	ラメルテオン	ロゼレム®	不要
オレキシン受容体拮抗薬	スボレキサント	ベルソムラ®	不要
	レンボレキサント	デエビゴ®	血中濃度の上昇がみられるため注意が必要

ン系睡眠薬、メラトニン受容体作動薬、オレキシン受容体拮抗薬の4種類があります。

　ベンゾジアゼピン系睡眠薬は、眠気やめまいをひき起こし、転倒やそれによる骨折のリスクが高まることが知られています。非ベンゾジアゼピン系睡眠薬は、ベンゾジアゼピン系と比べて筋弛緩作用が少なく、転倒リスクも低いとされていますが、それでも使用には注意が必要で、少量での使用や使用期間を短くするといった考慮が必要です。

　新しい作用機序の睡眠薬であるメラトニン受容体作動薬やオレキシン受容体拮抗薬は、不眠の改善に効果があり、前述の薬剤より転倒リスクも少ないと報告されています[3]。患者のリスクを踏まえて、適切な薬剤を選択することが必要です。

抗うつ薬

　うつ病は、末期腎不全（end-stage kidney disease；ESKD）患者に多くみられる精神疾患です。透析患者におけるうつ病の有病率は、22.8～39.3％と報告されています[4]。また、うつ病は透析患者の死亡率の重要な予測因子であることが示されています[5]。

　うつ病の治療法としては、非薬物療法として認知行動療法や運動トレーニングプログラムなどがあります。薬物療法としては、選択的セロトニン再取り込み阻害薬（selective Serotonin reuptake inhibitors；SSRI）やセロトニン・ノルアドレナリン再取り込み阻害薬（serotonin norepinephrine reuptake inhibitors；SNRI）が第1選択薬として使用されます。どちらの効果が高いかについては、はっきりとした結論が出ていない現状ではありますが、どちらかを処方して効果がみられない、もしくは副作用がみられる場合にはもう片方を処方してみる、といった使い方が多くなっています。また、SNRIのほうが吐き気や胃腸のむかつきといった、消化器症状の副作用が多いのが特徴です。SSRIについてはパロキセチンなど一部の薬剤で抗コリン作用の副作用が出やすくなっています。SSRI、SNRIいずれの薬剤も、ものによっては透析患者の場合に血中濃度が上昇するため、投与にあたっては注意が必要です 表2 。

サプリメント

　透析患者では、カリウム（K）摂取の制限などの関係で、生野菜やくだものの摂取を制限していることが多くなっています。そのため、生野菜やくだものから摂取されることの多い食物繊維やビタミン類が不足しがちとなっています。それを補うために、水溶性ビタミンを中心としたビタミン剤の摂取が海外では推奨されています[6]。脂溶性ビタミンであ

表2 透析患者に処方される抗うつ薬

分類	一般名	商品名	透析患者での用量調整
SSRI	エスシタロプラムシュウ酸塩	レクサプロ®	50%に減量
	セルトラリン塩酸塩	ジェイゾロフト®	なし
	パロキセチン塩酸塩水和物	パキシルCR	50%に減量
	フルボキサミンマレイン酸塩	デプロメール®、ルボックス®	なし
SNRI	ベンラファキシン塩酸塩	イフェクサー®SR	禁忌
	ミルナシプラン塩酸塩	トレドミン®	50%に減量
	デュロキセチン塩酸塩	サインバルタ®	禁忌

るビタミンAやビタミンDは、過剰摂取による有害事象のリスクがあり、水溶性ビタミンで健常人では過剰摂取が問題にならないビタミンCは、ビタミンCの代謝物であるシュウ酸の排泄障害による臓器障害を誘発するリスクがあるため、最低限の摂取にとどめておくことが推奨されます。したがって、透析患者で摂取が推奨されるビタミンは、B_1・B_2・B_6・B_{12}、葉酸、ビオチン、パントテン酸などの水溶性ビタミンとなります。

ビタミン以外の成分としては、カルニチンの摂取などが推奨されていますが、サプリメントのなかには透析患者にとって有害となる成分が含まれていることもあるため、摂取に際しては、かならず医師や薬剤師に相談するように教育しておくことが重要です。

引用・参考文献

1) 日本透析医学会. わが国の慢性透析療法の現況（2022年12月31日現在）. 日本透析医学会雑誌. 56（12）, 2023, 473-536.

2) PMDA. 一般用医薬品・要指導医薬品：情報検索.（https://www.pmda.go.jp/PmdaSearch/otcSearch/, 2024年9月閲覧）.

3) 石郷友之ほか. ラメルテオン・スボレキサントを含めた睡眠薬の服用と転倒への影響：症例対照研究. YAKUGAKU ZASSHI. 140（8）, 2020, 1041-9.

4) King-Wing Ma, T. et al. Depression in dialysis patients. Nephrology（Carlton）. 21（8）, 2016, 639-46.

5) Lopes, AA. et al. Screening for depression in hemodialysis patients: associations with diagnosis, treatment, and outcomes in the DOPPS. Kidney Int. 66（5）, 2004, 2047-53.

6) Fouque, D. et al. EBPG guideline on nutrition. 22（Suppl 2）, 2007, ii45-87.

7) 日本老年医学会日本医療研究開発機構研究費・高齢者の薬物治療の安全性に関する研究研究班編. 高齢者の安全な薬物療法ガイドライン2015. 東京, メジカルビュー社, 2015, 172p.

8) 平良知子ほか. 透析患者用マルチビタミンサプリメントの有用性評価. 日本腎臓病薬物療法学会誌. 1（1）, 2012, 15-25.

9) 日本腎臓病薬物療法学会. 腎機能別薬剤投与方法一覧：薬剤性腎障害の分類. 日本腎臓病薬物療法学会誌. 特別号改訂5版, 2024, S1 1-502.

おくすり手帳の活用

八王子薬剤センター薬局 薬局長／腎臓病療養指導士　**添石 遼平**（そえいし・りょうへい）

受診時にはおくすり手帳を忘れないで

　透析患者さんは服用している薬が多いため、ご自身の薬を管理する意味でも、おくすり手帳の活用をおすすめします。透析で通院している医療機関以外を受診した際などには、かならずおくすり手帳を提示するようにしてください。飲み合わせによっては副作用が出たり、薬の効果が落ちてしまったりすることもあるので、医療機関で確認してもらうようにしましょう。

おくすり手帳で市販薬も管理しよう

　おくすり手帳は医療機関からの処方薬だけでなく、ドラッグストアなどで購入した市販薬やサプリメントについても記入しておくことが大切です。透析患者さんでは一部、服用できない薬や摂取してはいけないサプリメントがあります。ご自身の健康管理のため、使用している薬やサプリメントを一つのおくすり手帳でまとめて管理するようにしましょう。

　おくすり手帳は、従来からある紙の手帳とスマートフォンで利用できる電子おくすり手帳の二つの形式があります。どちらを利用してもOKなので、ご自身の使いやすいほうを選択するようにしましょう。

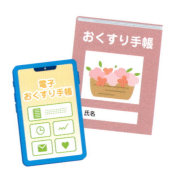

他科で処方された薬

八王子薬剤センター薬局 薬局長／腎臓病療養指導士　**添石 遼平**（そえいし・りょうへい）

ふだんからおくすり手帳を活用しよう

　透析患者さんは、腎臓に関連する病気以外にも、糖尿病や高血圧、不眠症、うつ病など、さまざまな病気を同時に抱えていることが多いといわれています。そのため、透析実施医療機関以外の診療科を受診することが多くなり、透析関連の薬と同時に、ほかの診療科からの処方薬を併用することも多くなります。

　薬の種類が多くなると、必然的に薬の飲み合わせが悪くなってしまう確率が高くなります。確実な飲み合わせの確認を医師や薬剤師が行えるように、ふだんからおくすり手帳を活用して、ご自身の薬の記録をつけておくようにしましょう。

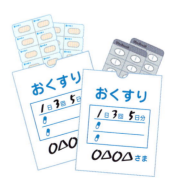

市販薬

八王子薬剤センター薬局 薬局長／腎臓病療養指導士　**添石 遼平**（そえいし・りょうへい）

市販薬の分類

　市販薬と聞くと効果が弱い、副作用が少ないといったイメージがあるかもしれません。しかし、市販薬のなかには、医療用医薬品と同じ効果をもつ要指導医薬品や、同様に注意が必要な第1類医薬品など、薬剤師に相談のうえで購入・使用しなくてはならない医薬品もあります。また、第2・3類医薬品には、購入時の相談や専門家からの情報提供が必須ではない医薬品もありますが、なかには透析患者さんが使用してはならないとされている医薬品もあります。

注意しなければならない市販薬もある

　代表的な成分としては、胃薬などに含まれているアルミニウム（Al）やマグネシウム（Mg）などが挙げられます。これらは、一般的には体内に吸収されたあと、腎臓から排泄されるのですが、透析患者さんでは排泄がうまくいかずに、体内に蓄積されて意識障害などをひき起こす場合もあります。

　市販薬であっても、かならず薬剤師など専門家に相談してから購入・使用するようにしてください。

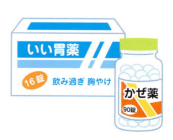

睡眠薬

八王子薬剤センター薬局 薬局長／腎臓病療養指導士　**添石 遼平**（そえいし・りょうへい）

透析患者さんは不眠症が多い

　不眠症は、透析患者さんの多くが経験する症状の一つです。不眠が続くと、糖尿病や高血圧などの合併症の悪化を招き、生活の質（QOL）を低下させることにつながります。生活習慣の見直しなどをしても不眠が改善されない場合には、薬が処方される場合があります。ですが、睡眠薬の種類によっては副作用によるめまい、転倒などをひき起こす危険性もあります。

　近年では、そういった副作用が出にくいタイプの薬も使われるようになってきています。長期的な体調管理のために、不眠症状がある場合には主治医に相談のうえ、必要に応じて効果的かつ安全性の高い薬を処方してもらうようにしましょう。

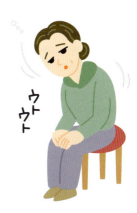

抗うつ薬

八王子薬剤センター薬局 薬局長／腎臓病療養指導士　添石 遼平（そえいし・りょうへい）

透析患者さんとうつ病

　透析患者さんの3割程度は、うつ症状をもっているといわれています。治療方法としては、認知行動療法などの非薬物療法もありますが、透析患者さんでも安心して使用できる選択的セロトニン再取り込み阻害薬（SSRI）やセロトニン・ノルアドレナリン再取り込み阻害薬（SNRI）とよばれる薬もあります。

　気分の落ち込みや気力の低下、倦怠感（だるさ）が長く続いているといった症状がある場合には、医師に相談するようにしてください。こういった症状は、うつ病でなくても透析患者さんではよくみられる症状であるため、うつ病かどうかの判断はむずかしいともいわれています。

　「いつものことだから仕方がない」とあきらめずに、気になる症状がある場合には、まずは主治医に相談するようにしましょう。

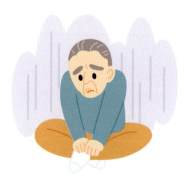

サプリメント

八王子薬剤センター薬局 薬局長／腎臓病療養指導士　**添石 遼平**（そえいし・りょうへい）

サプリメントを摂取する際は成分に注意

　透析患者さんでは、カリウム（K）の摂取制限などを原因として、生野菜やくだものの摂取量が少なくなる傾向がみられます。そのため、食物繊維やビタミン不足をひき起こすケースがあります。それを補うために、サプリメントを摂取することは効果的です。ところが、ビタミン類のなかでもビタミンA・Dなどは、過剰に摂取することで、かえって体調を崩してしまう危険性もあります。また、ビタミンCは、健康な人では過剰に摂取しても問題になることはありませんが、透析患者さんでは内臓に悪影響が出ることもあるため注意が必要です。

　透析患者さんで摂取が推奨されるビタミンには、ビタミンB_1・B_2・B_6・B_{12}、葉酸、ビオチン、パントテン酸などが挙げられます。主治医と相談のうえで、摂取量を守りながら適切に使用していくことで、日々の体調管理に役立てていきましょう。

　一方で、カルシウム（Ca）やマグネシウム（Mg）など、摂取に注意が必要な成分を含有するサプリメントも多くあります。事前に医師へ相談することがむずかしい場合などは、薬剤師がいる薬局やドラッグストアで、専門家に相談してから購入するようにしましょう。

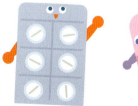

健康の源は腸にあり

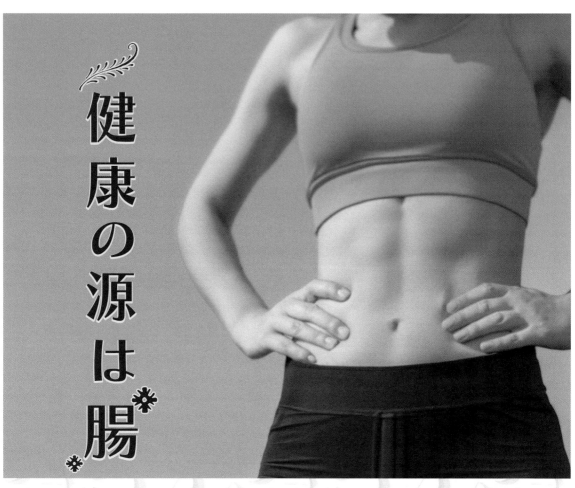

働き盛りの40代の頃創業者の増田盈は、胃がんのため胃全摘手術を受け、術後は食生活に苦しみました。満足に栄養を摂れない中で「栄養吸収において腸が鍵となるのではないか。健康でいるためには腸が存分に働けるようにしなくてはいけない。腸から始まる健康を届けたい―」と思うに至り、腸を健康にする製品の開発と普及に意欲を燃やしました。

今、腸内環境は多くの疾患との関わりが示唆されています。健康の源である腸。私たちは創業の思いも胸に、腸から始まる健康づくりに尽くします。

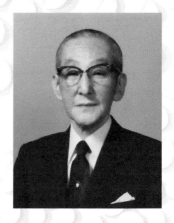

東亜新薬株式会社
健康と向き合い　健康に挑戦　暮らしを豊かに

- 〒160-0023 東京都新宿区西新宿 3-2-11 新宿三井ビル2号館
- 03-3347-0771　● https://www.toashinyaku.co.jp/

第4章 合併症とその対策

1

腎性貧血

兵庫医科大学 循環器・腎透析内科学 教授　**倉賀野 隆裕**（くらがの・たかひろ）

はじめに

　多くの透析患者は貧血を伴っており、何らかの治療を受けています。従来、透析患者における貧血の原因として、腎性貧血が主体と考えられていました。一方で、狭義の腎性貧血以外にも、鉄欠乏・鉄利用障害、尿毒症環境に伴う造血障害、赤血球寿命の短縮など、多彩な要因が透析患者における貧血の原因として想定されています。さらに、高齢患者の増加に伴い、栄養素や微量元素（葉酸、ビタミンB_{12}、亜鉛［Zn］、銅［Cu］など）の欠乏、悪性腫瘍や血液疾患の合併などにより、貧血状態にある透析患者も多く存在します。

　透析患者における貧血の適正な是正は、日常生活動作（activities of daily living；ADL）や生活の質（quality of life；QOL）の改善、心血管疾患（cardiovascular disease；CVD）や死亡リスクの低減につながる可能性が指摘されており、とても重要です。

　本稿では、透析患者の貧血を適正に管理するために、狭義の腎性貧血とそのほかの貧血の原因やその対策について解説します。

狭義の腎性貧血

　腎性貧血とは、腎臓においてヘモグロビン（Hb）の低下に見合った十分量の造血ホルモンであるエリスロポエチン（erythropoietin；EPO）が産生されないことにより起こる貧血と定義されています[1]。

　腎機能障害を伴わない患者では、貧血状態になると、近位尿細管周囲間質に存在するEPO産生細胞からEPOが誘導され、貧血は是正されます。一方で、腎機能障害に伴い、EPO産生細胞の障害を受けている透析患者は、貧血状態にあってもそれを是正できる十分なEPOの産生が誘導されないため、貧血状態が持続もしくは悪化します。よって、腎性貧血患者の血中EPO濃度は、貧血状態にあるにもかかわらず高値を示さず、正常もしくは低値を示します。

実臨床では、血中EPO濃度を測定することは少ないですが、透析患者で正球性貧血を伴い、腎機能障害以外に貧血の原因がない場合は、腎性貧血と診断し、赤血球造血刺激因子製剤（erythropoiesis stimulating agent；ESA）や低酸素誘導因子-プロリン水酸化酵素（hypoxia-inducible factor prolyl hydroxylase；HIF-PH）阻害薬などの腎性貧血治療薬を使用することになります。

腎性貧血以外の貧血

絶対的鉄欠乏による貧血

血液透析（hemodialysis；HD）患者では、透析膜や透析用血液回路内への残血や定期的な採血に伴う鉄の喪失が、年間4,500〜5,000mg程度であることが報告されています[2]。また、多くの透析患者が、腎性貧血治療薬の投与を受けています。腎性貧血治療薬の使用は、造血の際に鉄を消費するため、生体内に鉄が枯渇している状態、つまり絶対的鉄欠乏の原因となる可能性があります。よって、鉄が補充されていない透析患者においても、定期的な鉄の評価が必要となります。

絶対的鉄欠乏の診断には、血清フェリチン値の測定が推奨されています[1]。日本透析医学会が発表しているガイドラインでは、血清フェリチン値が50ng/mL未満を絶対的鉄欠乏の基準として、腎性貧血治療薬の投与前に鉄を補充することが推奨されています[1]。絶対的鉄欠乏状態にある患者へ適切な鉄補充がなされずに腎性貧血治療薬を投与しても、その投与量は増加し、目標ヘモグロビン値が維持できない可能性もあるため注意が必要です。

鉄利用障害による貧血

透析患者では、慢性炎症や尿毒症環境、腎臓からの排泄障害などにより、鉄の消化管からの吸収や造血への利用をつかさどるヘプシジンの値が健常者より高いことが知られています。ヘプシジンが過度に誘導された環境では、消化管からの鉄吸収が阻害されることに加え、生体内に鉄が十分存在するものの、その鉄が有効な造血に利用されることなく貧血状態となります。

鉄利用障害は、血清フェリチン値とトランスフェリン飽和度（transferrin saturation；TSAT）を組み合わせて診断します。つまり、貯蔵鉄が十分存在する（血清フェリチン値100ng/mL以上）かつ、造血に利用できる鉄が欠乏している（TSAT 20％未満）透析患者は、鉄利用障害と診断されます[1]。鉄利用障害を伴った透析患者は、ESAへの反応性も不

良であり、ESAを高用量投与しても、目標ヘモグロビン値の維持が困難なケースが多いです。さらに、鉄利用障害を伴った透析患者は、脳血管系合併症やCVDの死亡のリスクが高いことも示されています。

このような症例に、鉄剤を投与して一時的に貧血は改善しても、その効果は限定的であり、投与された多くの鉄は、肝臓や脾臓をはじめとした網内系を中心にほかの組織や臓器に偏在化（沈着）するため注意が必要です。近年、鉄利用改善効果が従来のESAより優れていることが報告されているHIF-PH阻害薬がこれらの患者に有効なケースも報告されており、今後の治療において期待されています。

栄養障害による貧血

透析患者に限らず、加齢に伴い貧血は進行します。加齢に伴う貧血の原因も多岐にわたりますが、栄養素の不足に伴う貧血の頻度も高いです。

近年、わが国の透析患者も高齢化が進み、栄養状態が低下している患者も多く存在しています。葉酸やビタミンB12、銅欠乏の貧血は、大球性貧血を呈することが多いです。一般的に、平均赤血球容積（mean corpuscular volume；MCV）が101fL以上の場合には、大球性貧血を疑うため、これらの症例では、栄養素や微量元素の血中濃度を測定し、低値であれば補充することも必要です。

悪性腫瘍・血液疾患による貧血

古くから透析患者は、一般の集団と比較して、担がん率が高いことが報告されています[3]。また、悪性腫瘍の存在は、ESA反応性を低下させることも報告されています[1]。さらに消化器系がん（食道がん、胃がん、大腸がんなど）を合併していると、患者本人が自覚していなくても、微細な出血が持続することで、貧血が進行している場合があります。よって、貧血治療薬を開始する前に、便潜血反応やコンピュータ断層撮影（computed tomography；CT）検査、腹部超音波（エコー）検査などの画像検査を行うことが望ましいとされています。

また近年は、透析患者において骨髄異形成症候群（myelodysplastic syndromes；MDS）などの血液疾患が増加していることも報告されています[4]。MDSは高齢者に多い血液疾患ですが、透析患者では年齢には関係なく、透析歴が長い患者ほどMDSのリスクが高くなることも示されています。白血球数や血小板数など、ヘモグロビン値以外の血球系に異常がある透析患者では、血液疾患の可能性があるため、専門医による精査が必要となります。

おわりに

　透析患者における貧血の原因は、狭義の腎性貧血のみであると考えられていることが多く、腎性貧血治療薬の投与および投与量の調節のみですべてが解決すると思われがちです。しかしながら、透析患者が伴う貧血の原因は多岐にわたっており、腎性貧血治療薬を投与する前に確認すべき項目も多いです。さらに、適切な貧血治療薬の投与で、目標ヘモグロビン値の管理が良好な患者であっても、経過中に貧血管理が不良となった場合は、貧血治療薬を増量する前に、ほかの貧血となる原因を精査することが必要となります。

引用・参考文献
1）日本透析医学会. 2015年版 慢性腎臓病患者における腎性貧血治療のガイドライン. 日本透析医学会雑誌. 49（2）, 2016, 89-158.
2）Tsukamoto, T. et al. Annual Iron Loss Associated with Hemodialysis. Am. J. Nephrol. 43（1）, 2016, 32-8.
3）Kitchlu, A. et al. Cancer Risk and Mortality in Patients With Kidney Disease: A Population-Based Cohort Study. Am. J. Kidney Dis. 80（4）, 2022, 436-48.
4）Chang, MY. et al. Myelodysplastic syndrome：the other cause of anemia in end-stage renal disease patients undergoing dialysis. Sci. Rep. 10（1）, 2020, 15557.

透析と貧血

兵庫医科大学 循環器・腎透析内科学 教授　**倉賀野 隆裕**（くらがの・たかひろ）

どうして貧血になるの？

　多くの透析患者さんは、貧血治療薬や鉄剤を用いて貧血治療を受けています。

　透析患者さんにおける貧血は、骨髄で赤血球をつくる作用を有しているホルモンである、エリスロポエチン（EPO）の不足によって起こる腎性貧血がおもな原因と考えられていますが、栄養素の不足（鉄や葉酸、ビタミンB_{12}）、腎不全環境に伴う赤血球寿命の短縮、微細な消化管出血など、予想以上に多くの原因で貧血となっている場合もあります。

　貧血を適切に治療・管理していくうえで、当然それらの原因に適した治療が重要となります。そのためには、血液検査以外にも便潜血検査や腹部超音波検査などの画像診断が定期的に必要となります。

貧血の治療はなぜ必要なの？

　透析患者さんにおいて貧血を適正に管理することは、生活の質（QOL）や活動性が向上するのみならず、狭心症や心筋梗塞などの心臓病の発症や重症化の予防につながり、最終的には健康寿命の延伸にもつながる可能性があります。

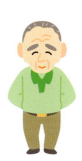

鉄欠乏性貧血とは

兵庫医科大学 循環器・腎透析内科学 教授　**倉賀野 隆裕**（くらがの・たかひろ）

鉄欠乏性貧血ってなに？ なぜ透析をするとなりやすいの？

　鉄欠乏性貧血とは、体内の鉄が不足することで起こる貧血です。ヘモグロビン（Hb）がつくられる際には鉄が必要で、鉄が欠乏するとヘモグロビンがうまくつくられなくなり、貧血状態となります。鉄欠乏性貧血は、月経を有し、妊娠・出産を経験する若い女性で多く認められますが、透析患者さんもさまざまな原因で鉄欠乏に至ります。

　透析療法の際には、透析膜に付着もしくは透析用血液回路に残った血液が一定量あり、血液透析（HD）のたびに鉄を喪失することと、定期的な採血に伴う鉄の喪失を加えると、透析患者さんは年間4,500mg程度の鉄を喪失しているといわれています。

　さらに、透析患者さんには貧血治療薬として、赤血球造血刺激因子製剤（ESA）や低酸素誘導因子-プロリン水酸化酵素（HIF-PH）阻害薬などが使用されています。これらの薬剤を用いて赤血球がつくられる際にも鉄が消費されるので、鉄欠乏の原因となる可能性があります。鉄欠乏の状態で貧血治療薬を使用しても、貧血管理がうまくいかない場合があるので、鉄欠乏状態になると適正な鉄の補充が必要となります。ただし、透析患者さんは鉄欠乏にも鉄過剰にもなりやすいので、サプリメントなどでの漫然とした鉄補充はおすすめできません。

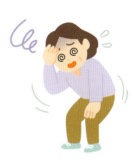

腎性貧血とは

兵庫医科大学 循環器・腎透析内科学 教授　**倉賀野 隆裕**（くらがの・たかひろ）

どうして透析患者は腎性貧血になりやすいの？

腎臓でつくられる造血ホルモンであるエリスロポエチン（EPO）が、十分産生されないことで貧血となる状態が腎性貧血と定義されています[1]。透析患者さんの多くは、腎臓に存在するEPOを産生する細胞が障害を受けているため、EPOが不足した状態で貧血になります。

どんな治療をするの？

透析患者さんの貧血には、赤血球造血刺激因子製剤（ESA）と低酸素誘導因子-プロリン水酸化酵素（HIF-PH）阻害薬を用いて治療をしています。ESAが臨床使用されてから約30年経ちますが、それ以前の輸血や鉄剤に依存していた時代と比較すると、貧血治療は飛躍的に進歩し、輸血を介した感染症や鉄過剰状態にある患者さんは極端に減少しました。一方で、十分なESAを用いても、貧血管理が困難な透析患者さんが存在することもわかってきました。

近年発売されたHIF-PH阻害薬は、ESAとは異なった機序で貧血を改善させるため、ESAで貧血管理が上手くいかない患者さんにも効果が期待されています。また、ESAとHIF-PH阻害薬には、注射薬や経口薬などの違いがあるため、担当医と相談をして、選択することが重要です。

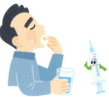

引用・参考文献
1) 日本透析医学会. 2015年版 慢性腎臓病患者における腎性貧血治療のガイドライン. 日本透析医学会雑誌. 49 (2), 2016, 89-158.

2 慢性腎臓病に伴う骨・ミネラル代謝異常（CKD-MBD）

東海大学 医学部 内科学系 腎内分泌代謝内科学
小塚 和美（こづか・かずみ）
東海大学 医学部 内科学系 腎内分泌代謝内科学 教授／診療科長／腎・血液透析センター長
駒場 大峰（こまば・ひろたか）

慢性腎臓病に伴う骨・ミネラル代謝異常（CKD-MBD）とは

　腎臓は、カルシウム（Ca）とリン（P）を尿中に排泄するとともに、活性型ビタミンD を産生することにより、生体のミネラルバランスを一定に保っています。慢性腎臓病（chronic kidney disease；CKD）では、これらが異常を来し、骨代謝の異常や心血管石灰化を生じます。このような病態を、慢性腎臓病に伴う骨・ミネラル代謝異常（CKD-mineral and bone disorder；CKD-MBD）とよびます。

CKD-MBD に関与するホルモン

副甲状腺ホルモン（PTH）と線維芽細胞増殖因子23（FGF23）

　腎臓における尿中へのカルシウム・リンの排泄、活性型ビタミンD産生は、副甲状腺ホルモン（parathyroid hormone；PTH）、線維芽細胞増殖因子23（fibroblast growth factor 23；FGF23）というホルモンによる調整を受けています。

　PTHは、副甲状腺より分泌され、骨に作用して、骨吸収（骨から血中へのカルシウム動員）を刺激します。また、腎臓に作用し、尿中へのリン排泄を促進するとともに、活性型ビタミンDの産生を促します。

　FGF23は、骨細胞や骨芽細胞から分泌され、腎臓に作用し、尿中リン排泄を促進するとともに、活性型ビタミンDの産生を抑制します。活性型ビタミンDは、腸管でのカルシウム・リン吸収を促進します。

高リン血症と低カルシウム血症

　CKDの患者では、腎機能の低下とともに、骨・ミネラル代謝が変化します。早期の段階では、リンバランスを維持するために、ネフロン一つあたりのリン排泄量を増やすことが必要となり、リン利尿ホルモンであるPTHやFGF23の分泌が亢進します。これらのリン利尿作用の結果、リンバランスは一定に保たれますが、FGF23は同時に腎臓での活性型ビタミンD産生を抑制します。さらに、腎機能障害が進行すると、PTHやFGF23の過剰分泌によって代償されていたリン蓄積が顕在化し、高リン血症を呈するようになります。

　また、腎実質の萎縮や高リン血症の作用により、活性型ビタミンD産生はさらに低下します。活性型ビタミンD産生低下は、低カルシウム血症の原因となり、PTH分泌がさらに刺激され、二次性副甲状腺機能亢進症（secondary hyperparathyroidism；SHPT）を来します 図1 [1]。

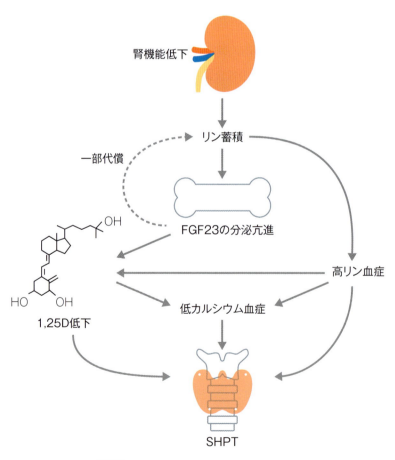

図1 CKD-MBDの病態（文献1を参考に作成）

PTHは骨代謝回転を促進することにより、高回転型の骨病変を来します。また、PTHには腎性貧血や免疫不全、左室肥大、エネルギー消耗を惹起する作用があることも報告されています[2]。高リン血症は、血管平滑筋細胞を骨芽細胞様に変化させ、血管石灰化の要因となります[3]。血管石灰化は心不全など、心血管疾患（cardiovascular disease；CVD）の原因となり、透析患者の生命予後に非常に大きな影響を及ぼします。

透析患者の管理目標値

血清リン値、血清カルシウム値、PTH値

日本透析医学会の『慢性腎臓病に伴う骨・ミネラル代謝異常の診療ガイドライン』[4] では、透析患者における血清リン値、血清カルシウム値、PTH値について目標値が設けられています。血清リン値は3.5～6.0mg/dL、血清カルシウム値は8.4～10.0mg/dL、intact PTH値は60～240pg/mLを目標に管理を行います[4]。

これらの管理目標値は、日本透析医学会の統計調査の結果、死亡リスクの低下との関連がみられた範囲で定められています[5]。血清リン値、血清カルシウム値の上昇が生命予後に及ぼす影響は、PTH値よりも重大であり、血清リン値、血清カルシウム値のコントロールを優先して行います。

血清リン値、血清カルシウム値は一般的に月2回測定されます。PTHは、治療変更などを行った際には、月に2回まで測定が可能であり、その後安定した場合には、1～3か月に1回測定することが推奨されています[4]。

骨代謝の評価

骨代謝の評価としては、骨密度の測定や骨代謝マーカーの測定が行われます。心血管石灰化や動脈硬化は、足関節／上腕血圧比（ankle brachial pressure index；ABI）や頸動脈超音波（エコー）検査、心エコー検査で評価を行います。

CKD-MBDの治療

血清リン値、血清カルシウム値の管理を優先して行います。 図2 [4] を参考に、至適範囲内に収まるように経口薬の調整を行います[4]。

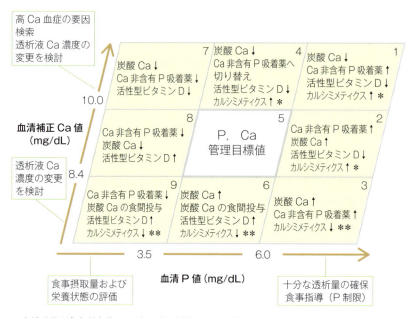

図2 リン、カルシウム管理の9分割図（文献4より一部改変）

血清リン値の管理

　血清リン値の是正に関しては、高リン血症の場合は、まずは食事の見直しを行います。保存料を多く含む食品やリン／たんぱく質比の高いものを摂取している場合は控えるように説明します。しかし、過度なたんぱく質制限は、筋肉萎縮や低栄養につながるため、食事制限がむずかしい場合は、リン吸着薬の使用を検討します。

　リン吸着薬には、カルシウムや鉄を含むものなど複数の種類があり、患者の状態に応じて適切な薬剤を選択することが重要です。また、近年登場したテナパノル塩酸塩は、腸管でのリン吸収を直接的に抑制する新規治療薬であり、その効果が期待されています。ただし、下痢や軟便の副作用があり、注意が必要です。

血清カルシウム値の管理

　血清カルシウム値が低い場合は、活性型ビタミンD製剤やカルシウム含有リン吸着薬を開始・増量し、必要に応じてカルシウム濃度の高い透析液へ変更を検討します。高カルシウム血症を認めた場合は、活性化ビタミンD製剤やカルシウム含有リン吸着薬を減量・中止します。PTH値が高い場合は、カルシウム受容体作動薬（カルシミメティクス）の開

始・増量も考慮されます。

活性型ビタミンD製剤やカルシミメティクスを使用しても、PTHコントロールが困難な場合は、副甲状腺摘出術を検討します。

引用・参考文献

1) Komaba, H. et al. FGF23-parathyroid interaction : implications in chronic kidney disease. Kidney Int. 77（4），2010, 292-8.

2) Komaba, H. et al. Management of secondary hyperparathyroidism : how and why? Clin. Exp. Nephrol. 21（Suppl 1），2017, 37-45.

3) Jono, S. et al. Phosphate regulation of vascular smooth muscle cell calcification. Circ. Res. 87（7），2000, E10-7.

4) 日本透析医学会. 慢性腎臓病に伴う骨・ミネラル代謝異常の診療ガイドライン. 日本透析医学会雑誌. 45（4），2012，301-56.

5) Taniguchi, M. et al. Serum phosphate and calcium should be primarily and consistently controlled in prevalent hemodialysis patients. Ther. Apher. Dial. 17（2），2013, 221-8.

MEMO

慢性腎臓病に伴う骨・ミネラル代謝異常（CKD-MBD）とは

東海大学 医学部 内科学系 腎内分泌代謝内科学
小塚 和美（こづか・かずみ）
東海大学 医学部 内科学系 腎内分泌代謝内科学 教授／診療科長／
腎・血液透析センター長　**駒場 大峰**（こまば・ひろたか）

慢性腎臓病に伴う骨・ミネラル代謝異常（CKD-MBD）ってどのような状態なの？

　腎臓は、副甲状腺や骨、腸管などと連携し、血液中のカルシウム（Ca）とリン（P）の濃度を一定の範囲に保っています。腎機能が低下すると、徐々にカルシウムとリンのバランスが崩れます。同時に、骨が脆く折れやすくなる一方、血管は逆に硬くなり、心不全などの心血管疾患（CVD）になりやすくなります。

　このような病態を総称して、==慢性腎臓病に伴う骨・ミネラル代謝異常（CKD-MBD）==とよびます。

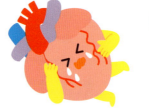
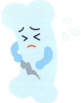

副甲状腺ホルモン（PTH）とは

東海大学 医学部 内科学系 腎内分泌代謝内科学
小塚 和美（こづか・かずみ）
東海大学 医学部 内科学系 腎内分泌代謝内科学 教授／診療科長／
腎・血液透析センター長　**駒場 大峰**（こまば・ひろたか）

副甲状腺ホルモン（PTH）って体にどのような影響を与えているの？

　副甲状腺は、米粒大の小さな臓器で、喉元にある甲状腺という臓器の裏に四つ存在しています。副甲状腺ホルモン（PTH）は、ここから分泌されるホルモンで、骨や腎臓に作用してカルシウム（Ca）とリン（P）のバランスをととのえています。

　副甲状腺ホルモンのおもな作用は、以下のとおりです。

　①骨の代謝を調整する

　②腎臓での活性型ビタミンD産生を促進する

　③尿中へのカルシウム・リン排泄を調整する

　腎臓が悪くなると副甲状腺ホルモン分泌が亢進し、二次性副甲状腺機能亢進症（SHPT）という状態になります。放置すると骨折の原因となり、生命予後にも悪影響となることから、さまざまな治療薬が処方されます。主治医から処方されている経口薬をしっかりと服用することが重要です。

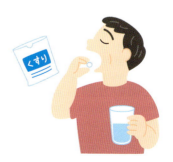

便秘

テネシー大学 ヘルスサイエンスセンター 腎臓内科　**住田 圭一**（すみだ・けいいち）

はじめに

　便秘は、日常診療でもっともよく遭遇する機能性消化管疾患の一つです。消化器疾患を専門としない診療科で患者ケアに従事する場合であっても、便秘のケアに携わる機会は多く存在します。なかでも透析患者は、さまざまな原因によって便秘になりやすいことが知られており、その原因に応じた適切なケアが重要となってきます。さらに、近年の新規便秘治療薬の登場や、診療ガイドライン[1]の策定もあり、臨床現場での便秘の診断・治療・ケアに対する、よりいっそうの理解が必要とされています。

　本稿では、透析患者の便秘について、その特徴やケアを行う際の注意点などについて解説します。

便秘の定義と分類

便秘の定義

　便秘は、「本来排泄すべき糞便が大腸内に滞ることによる兎糞状便・硬便、排便回数の減少や、糞便を快適に排泄できないことによる過度な怒責、残便感、直腸肛門の閉塞感、排便困難感を認める状態」であり、慢性便秘症は「慢性的に続く便秘のために日常生活に支障を来したり、身体にもさまざまな支障を来しうる病態」と定義されています[1]。

便秘の分類

　便秘は、腸管実質に何らかの病変を併発して腸管腔が狭くなることにより生じる「器質性便秘」と、腸管の機能低下または機能異常によって生じる「機能性便秘」に分類されます。

　通常、単に便秘といえば、慢性の「機能性便秘」を指すことが多く、この機能性便秘は

表1 **慢性便秘症の分類**（文献1を参考に作成）

原因分類	症状分類	検査による病態分類	考えられる原因
機能性	排便回数減少型	大便通過遅延型	• 特発性（原因不明） • 症候性：内分泌代謝疾患、神経筋疾患、膠原病、便秘型の過敏性腸症候群（irritable bowel syndrome；IBS）など • 薬剤性
		大便通過正常型	経口摂取不足など
	排便困難型	硬便による排便困難	硬便による排便困難・残便感
		機能性便排出障害	骨盤底筋協調運動障害、腹圧（努責力）低下、直腸感覚低下、直腸収縮力低下など

症状によって、2種類に分類されます。一つは、排便回数や排便量が減少して、便が過剰に貯留することによって腹部膨満感や腹痛などの症状を生じる「排便回数減少型」、もう一つは、排便時に直腸内の便を十分量かつ快適に排便できず、排便困難や不完全排便による残便感を生じる「排便困難型」です。これらの症状は、さらにその病態によって、「大腸通過遅延型」「大腸通過正常型」「硬便による排便困難」「機能性便排出障害」に細分化されています 表1 [1]。それぞれの病態をひき起こす原因はさまざまですが、透析患者では、複数の原因が同時に認められることが多く、便秘の合併頻度が90％程度に及ぶとの報告もあります[2]。

慢性便秘症は、透析患者の生活の質（quality of life；QOL）の低下につながるだけでなく、治療に伴う薬剤や経済的負担、さらには不良な予後（消化管穿孔などの腸管合併症や心血管疾患［cardiovascular disease；CVD］、総死亡などのリスク上昇）とも関連することが報告されており[3~5]、適切な排便管理を行うことは、透析患者のケアを行ううえで、とても重要な課題であるといえます。

便秘の原因

透析患者の便秘の多くは、厳しい水分制限や透析中の除水による脱水により、便中の水分が減少し、便が硬くなることや、便秘の副作用を有する薬剤（リン［P］吸着薬やカリウム［K］吸着薬、尿毒症物質吸着のための球形吸着炭製剤、鉄補充のための経口鉄剤）を使用すること、カリウムを多く含む野菜やくだものの摂取制限により、食物繊維の摂取が

不足することなどによって生じます。また、運動不足で、腸管の動きが悪くなることや、糖尿病や脳血管疾患などによる自律神経障害を合併していることも便秘の原因となります。さらに、長期に透析を行っている患者では、腸管にアミロイドが沈着することで、腸管蠕動の低下がみられることもあります。

腸の筋肉は、自分の意志で動かすことができない平滑筋で、自律神経によってコントロールされています。そのため、腸管の筋肉の動きを抑制するような抗コリン作用のある薬物（ブチルスコポラミン臭化物など）は、便秘をひき起こす可能性があります。排便をがまんしすぎると、直腸壁の圧受容体の感受性が低下し、通常の刺激では便意が起こらなくなってしまうため、透析中に便をがまんすることも問題となります。そのほか、器質性便秘として、大腸がんや腸管癒着など、腸管の通過障害が存在している可能性もあります。

このように、透析患者の便秘の原因は多岐にわたるため、それぞれの患者に応じた便秘対策を講じる必要があります。

便秘に伴う症状

便秘では、排便回数の減少や便意の消失、排便困難、残便感などの症状や、食欲不振、吐き気、腹痛、めまいなどの症状も伴うことがあります。食欲低下や腹部膨満感による食事摂取量の低下が長期にわたると、患者の栄養状態悪化につながってしまいます。高齢者や長期臥床を余儀なくされる透析患者では、硬くなった便塊が直腸やS状結腸に停滞してしまい、腸閉塞につながることもあります。腸閉塞を発症した場合、便秘に加えて、腹痛や吐き気、嘔吐などの症状が出現します。

また、大腸はほかの臓器と比べても虚血状態に陥りやすいうえに、透析患者の大腸組織は脆弱である場合が多く、腸の組織が便塊によって圧迫されることにより、潰瘍や出血性病変、ときに腸管穿孔などの重篤な合併症を招くこともあります。さらに、動脈硬化の強い患者では、血液透析（hemodialysis；HD）中の除水や血圧低下などにより、大腸の血流不全が生じ、虚血性腸炎や腸管壊死などを合併することがあります。そのため、透析中や透析後に、腹痛や下痢、下血などの訴えがある場合には、虚血性腸炎の可能性も念頭に置く必要があります。

ナースにできるケア

排便の有無や便の性状・量の確認

透析患者は、水分を十分に摂取することがむずかしいため、日中に運動習慣を取り入れるなどして、生活や排便リズムをととのえることが大切です。とくにHD患者は、透析中の排便を嫌うため、下剤の服用も不規則となりがちで、排便リズムが乱れやすくなっています。

そのため、透析患者の便秘に対するケアを行ううえでは、問診が重要になります。問診時には、排便の有無だけではなく、排便回数や便の性状・量についても確認します。便秘では、水分の少ない乾燥した硬い有形便（褐色便・黒色便）がみられ、1回あたりの排便量も少なくなります。便の形状を7段階で評価可能な、「ブリストル便形状スケール（bristol stool form scale）図」[6, 7]を用いることも、便秘の早期発見に有用です。便秘は体重増加につながることから、通常よりも多くの体重増加を呈した患者への便秘についての問いかけや説明も非常に大切です。

消化器症状の確認

消化器症状の有無についても確認します。便秘の場合、腹部膨満感や腹痛などの症状を認めることが多く、触診により、左下腹部などに便塊が触知されることがあります。また、

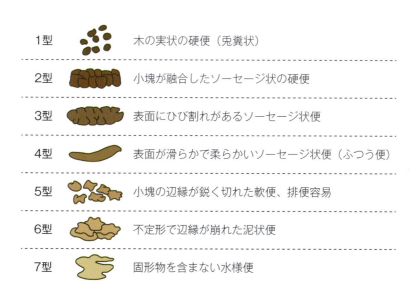

図 ブリストル便形状スケール（文献6、7を参考に作成）

表2 便秘の症状と使用する下剤

症状	使用する下剤
便が硬くて出にくい、便量が少ない	糖類下剤（ソルビトール、ラクツロース）、上皮機能変容薬（ルビプロストン、リナクロチド）
便意が起こらない	刺激性下剤（センナ、センノシド、ピコスルファートナトリウム水和物）
便意はあるが出にくい	ビサコジル坐剤、炭酸水素ナトリウム・無水リン酸二水素ナトリウム配合坐剤

腸蠕動音は便秘時には減弱することが多いため、聴診も大切な観察ポイントとなります。この際、食欲不振や吐き気などの症状の有無も併せて確認します。

薬の服薬状況の確認

下剤の服薬状況の確認も大切です。指示された用法・用量で服薬しているかどうか、下剤の種類は適切かどうか、便秘の種類に応じて、経口薬の種類を変更する必要があります**表2**。一般的に、便秘に対して頻用される塩類下剤（酸化マグネシウムなど）は、透析患者を含む腎不全患者では、体内にマグネシウムが蓄積し、高マグネシウム血症を合併するリスクが高まるため投与を控える必要があります。

また、新規便秘治療薬である上皮機能変容薬（ルビプロストン）は、重度の腎機能障害のある患者でその活性代謝物の血中濃度が上昇する恐れがあるため、透析患者に対しては減量して投与を開始するなどの考慮が必要とされています。

そのほかの便秘となる要因の確認

カリウム制限による食物繊維の摂取不足が便秘の原因であれば、水にさらす、茹でこぼすなど、カリウムを下げる調理法を指導したり、プレバイオティクスやプロバイオティクス製剤の処方が有効となる場合もあります。

引用・参考文献

1) 日本消化管学会編. 便通異常症診療ガイドライン2023：慢性便秘症. 東京, 南江堂, 2023, 144p.
2) Sumida, K. et al. Constipation in CKD. Kidney Int. Rep. 5（2）, 2019, 121-34.
3) Sumida, K. et al. Laxative use in patients with advanced chronic kidney disease transitioning to dialysis. Nephrol. Dial. Transplant. 36（11）, 2021, 2018-26.
4) Sumida, K. et al. Constipation and Incident CKD. J. Am. Soc. Nephrol. 28（4）, 2017, 1248-58.
5) Sumida, K. et al. Constipation and risk of death and cardiovascular events. Atherosclerosis. 281, 2019, 114-20.
6) O'Donnell, LJ. et al. Detection of pseudodiarrhoea by simple clinical assessment of intestinal transit rate. BMJ. 300（6722）, 1990, 439-40.
7) Longstreth, GF. et al. Functional bowel disorders. 130（5）, 2006, 1480-91.

MEMO

透析と便秘

テネシー大学 ヘルスサイエンスセンター 腎臓内科　住田 圭一（すみだ・けいいち）

便秘ってどんな病気？

便秘とは、排便が順調に行われない状態のことであり、排便回数が少ない、便が硬い、排便が困難である、十分に排便感が得られない、などの症状を指します。

便秘は、便の通り道である腸管内が狭くなることで生じる「器質性便秘」と、腸管が正常に機能しないことで生じる「機能性便秘」に分けられます。慢性的な便秘の存在は、生活の質（QOL）の低下につながるだけでなく、全身的な病気（腸管の病気や心臓病などの腸管外の病気）の発症に関連することも知られており、適切に排便管理を行うことはとても重要です。

なぜ便秘になるの？

透析患者さんの多くは、水分摂取の制限や、野菜やくだものなどの食物繊維を多く含む食品摂取の低下、便秘の副作用を有する薬剤（カリウム[K]吸着薬やリン[P]吸着薬、経口鉄剤など）の使用などが原因で、便秘になりやすいことが知られています。さらに、糖尿病や脳梗塞などの合併症や、運動不足や寝たきりによる腹筋の低下なども、便秘の原因と考えられています。

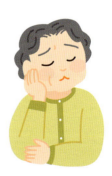

便秘の対策

テネシー大学 ヘルスサイエンスセンター 腎臓内科　**住田 圭一**（すみだ・けいいち）

便秘はどう治療するの？

　適度な運動や規則正しい食生活など、生活習慣の改善が有効なこともありますが、透析患者さんの便秘治療の多くは下剤を必要とします。

　便秘の症状に応じて、便の水分量を増やして柔らかくする糖類下剤（D-ソルビトール経口液など）や上皮機能変容薬（アミティーザ®など）、腸の蠕動運動を刺激して排便を促進する刺激性下剤（ヨーデル®やビサコジル坐剤など）など、さまざまな便秘薬が用いられます。

便秘の予防方法は？　早期発見するにはどうすればよいの？

　1日3食、規則正しく食事を摂取し、適度な運動を行うことが便秘予防には大切です。また、1日の排便回数や便の量や性状について、注意深く観察し、記録に残すことで便秘の早期発見につながることもあります。

　何日も排便がない状態や、腹部膨満感や残便感のある場合、腹痛や吐き気、食欲不振などの症状がみられた場合には、すぐに医療スタッフに報告してください。

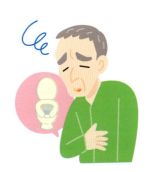

4

かゆみ

医療法人あかね会大町土谷クリニック 院長　**髙橋 直子** （たかはし・なおこ）

かゆみの現状

　筆者らは、2022年11月下旬〜12月までの期間、インターネットを利用したアンケート調査に回答した日本の血液透析（hemodialysis；HD）患者485名について、かゆみの有無や程度、生活の質（quality of life；QOL）に与える影響などを調査[1]しました。その結果、378名（77.9％）が、かゆみを経験しており、そのうち、日中101名（26.7％）、夜間78名（20.6％）の患者が、中等度以上のかゆみを経験していました。日中または夜間のかゆみが中等度以上であった119名のうち、70％程度が、社会生活や日常生活、気分、感情、睡眠、皮膚などのQOLへの悪影響を感じており、32名（26.9％）が未治療でした。また、かゆみを経験している378名のうち、治療が行われていない隠れたかゆみ患者は82名（21.7％）存在していました。

　このインターネット調査では、かゆみの程度はこれまでの報告よりも改善傾向にありましたが、かゆみは依然として多くの患者を悩ませていることがわかりました。われわれ医療従事者は、日常的に、積極的かつ継続的に問診を行って、かゆみの評価と情報提供を行い、患者の状態に応じた適切な治療に結びつけることが必要です。

かゆみの原因

　かゆみの原因は、「腎不全・透析に由来する異常」「皮膚の乾燥（ドライスキン）を主とする皮膚の異常」「内因性オピオイドが関与する皮膚や中枢神経内のかゆみ制御の異常」に大別されます[2]が、複数の原因により治療に抵抗性であることが多くみられます。

腎不全・透析に由来する異常

　尿毒素は、分子量（単位：kDa）により、小蛋白結合尿毒素（＜0.5）、小分子尿毒素（＜0.5）、中分子尿毒素（small 0.5〜15、medium 15〜25、large 25〜58）、大分子尿毒素（58

～170）に分類され[3]、p-クレシル硫酸やインドキシル硫酸などの小蛋白結合尿毒素や、さまざまな中・大分子尿毒素の蓄積がかゆみの原因として重要です。

　また、ダイアライザやヘモダイアフィルタと血液が接触することによる補体活性化や、アレルギー反応、かゆみのメディエーター（伝達物質）、炎症性サイトカインの体内での過剰産生などもかゆみをひき起こします。

　そのほか、カルシウム（Ca）やリン（P）の蓄積、二次性副甲状腺機能亢進症（secondary hyperparathyroidism；SHPT）、薬剤によるアレルギーなどもかゆみの原因となります。近年では、活性酸素種（reactive oxygen species；ROS）による酸化ストレスがかゆみの原因として注目されています。

皮膚の乾燥（ドライスキン）を主とする皮膚の異常

　透析患者では、「透析による除水や水分摂取制限による皮膚への水分供給量が減少して角層の水分量が低下する」「皮脂腺や汗腺の萎縮により、皮脂や汗の分泌が低下して皮脂膜の

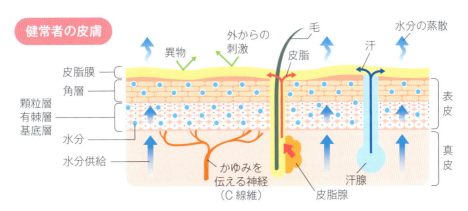

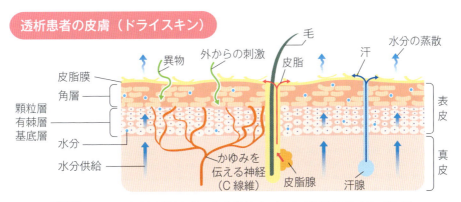

図1 健常者の皮膚と透析患者の皮膚（ドライスキン）の比較（文献5より一部改変）

形成が不十分となる」ことから、ドライスキンが90％と高頻度に認められます[4]。

ドライスキンでは、皮膚のバリア機能（皮膚からの水分の蒸散や外部からの刺激を防ぐ機能）が低下し、かゆみを伝達する神経（C線維）が通常よりも皮膚の表面近くまで伸びてきます。その結果、わずかな刺激にも敏感となり、かゆみを感じやすくなります 図1 [5]。

内因性オピオイドが関与する皮膚や中枢神経内のかゆみ制御の異常

皮膚や脊髄、視床などの中枢神経組織に存在する内因性オピオイド（体内にあるモルヒネ様物質の総称）のうち、かゆみを誘発するμ(ミュー)オピオイドが、かゆみを抑制するκ(カッパ)オピオイドよりも優位であるため、かゆみを生じることがわかっています。

かゆみの症状

ドライスキンの初期では、皮膚が魚のうろこのように見え 図2a 、進行すると掻破による炎症や湿疹化を呈することもあります 図2b 。同じ部位をくり返して掻くことで、さらにかゆみの強いコリコリとした慢性痒疹や、激しいかゆみを伴う大型の結節性痒疹に進行することもあります。

かゆみは全身のあらゆる部位に生じますが、筆者の施設における調査では、背中、頭／頭皮、腹部、下腿、前腕、大腿、上腕、服の触れる部位の順に好発しており[6]、さらに四肢では、対称性に生じるとの報告[7]もあります。

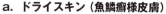

a. ドライスキン（魚鱗癬様皮膚）　　b. 皮脂欠乏性湿疹

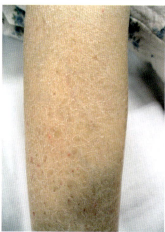
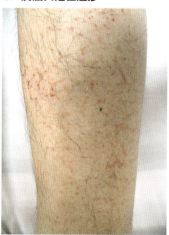

図2 透析患者のドライスキン（魚鱗癬様皮膚）と皮脂欠乏性湿疹

かゆみへの対策

　かゆみには複数の原因が関与していることが多いため、治療は原因別、かつ総合的に行う必要があります。筆者の施設では、透析のかゆみ治療アルゴリズムを作成しており 図3[2]、これに沿って多職種によるチーム治療を行っています。皮膚の状態に応じて、保湿剤やステロイド外用薬、抗ヒスタミン薬を使用し、既存治療抵抗性の場合には、内因性オピオイドのバランス異常に対してκオピオイド受容体作動薬を投与します。κオピオイド受容体作動薬には、経口薬のナルフラフィン塩酸塩と注射薬のジフェリケファリン酢酸塩があり、患者の服薬状況や希望を考慮して選択します。

　透析方法や薬剤、検査データの見直しにおいては、透析の最適化が重要です。生体適合性のよいダイアライザやヘモダイアフィルタを使用して、小分子尿毒素除去の指標としてspKt/V urea 1.6以上を目標とし、かゆみの原因となる小蛋白結合尿毒素や中・大分子尿毒素を効率的に除去するために、頻回透析や長時間透析、ポリメチルメタクリレート（poly

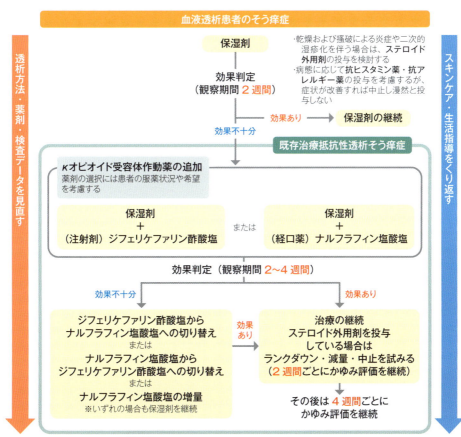

図3 透析のかゆみ治療アルゴリズム（文献2より）

methyl methacrylate；PMMA）膜ダイアライザによる蛋白吸着型透析、オンライン血液透析濾過（hemodiafiltration；HDF）を行います。オンラインHDFでは、β_2ミクログロブリン（β_2-MG）の除去率を80％以上、α_1ミクログロブリン（α_1-MG）の除去率を30〜40％（アルブミン漏出量3g）、難治性の場合には、α_1ミクログロブリンの除去率を40％以上（アルブミン漏出量5g以上）とします。低栄養や高齢の患者では、アルブミン漏出量の少ないPMMA膜ヘモダイアフィルタを使用したオンラインHDFによる大分子尿毒素の吸着除去が有効です。そのほか、カルシウム・リン・副甲状腺ホルモン（parathyroid hormone；PTH）の管理や薬剤の見直しも必要です。

　同時に、スキンケアや生活指導をくり返して行います。ナイロンタオルや硬めのタオルの使用を控え、石けんや洗浄剤（ボディソープ）をよく泡立てて、泡を手のひらに取り、優しく洗います。かゆみを生じるほどの高い温度の湯は避けます。保湿剤によるスキンケアは、皮膚のバリア機能を回復し、皮膚の表面近くまで伸びたC線維を元に戻し、かゆみを感じにくくすることができます。入浴・シャワー浴後には、必要に応じて保湿剤を選択して塗布します。そのほか、室内を清潔にし、適温・適湿を保つ、爪を短く切りなるべく掻かないようにすることなどを指導します[8]。

おわりに

　HD患者の強いかゆみに対しては、早期から適切な治療を開始することが重要であり、患者のQOLや生命予後の改善につながることが期待されます。

引用・参考文献
1) 高橋直子ほか. 透析皮膚掻痒症の実態について：インターネットを介したアンケート調査報告. 日本透析医学会雑誌. 57（3）, 2024, 111-22.
2) Takahashi, N. et al. Response of patients with hemodialysis-associated pruritus to new treatment algorithm with nalfurafine hydrochloride：a retrospective survey-based study. Ren. Replace. Ther. 2, 2016, 27.
3) Rosner, MH. et al. Classification of Uremic Toxins and Their Role in Kidney Failure. Clin. J. Am. Soc. Nephrol. 16（12）, 2021, 1918-28.
4) 服部瑛ほか. 透析患者と皮膚病変. 北関東医学. 37（6）, 1987, 539-47.
5) 高橋直子. 皮膚掻痒症. 透析ケア. 23（9）, 2017, 842-5.
6) Takahashi, N. et al. Usefulness of the Japanese version of the 5-D itch scale for rating pruritus experienced by patients undergoing hemodialysis. Ren. Replace. Ther. 4, 2018, 26.
7) Lanot, A. et al. Moderate-to-severe pruritus in untreated or non-responsive hemodialysis patients: results of the French prospective multicenter observational study Pruripreva. Clin. Kidney J. 16（7）, 2023, 1102-12.
8) 佐藤貴浩ほか. 皮膚掻痒症診療ガイドライン2020. 日本皮膚科学会雑誌. 130（7）, 2020, 1589-606.

透析とかゆみ

医療法人あかね会大町土谷クリニック 院長　高橋 直子（たかはし・なおこ）

あなたのかゆみの強さは？

この24時間で感じたかゆみを0〜10の数字で表してみましょう。

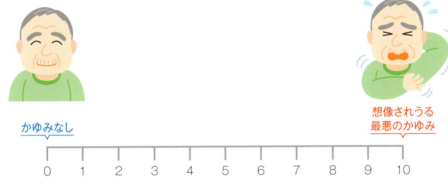

（1〜3は軽症、4〜6は中等症、7〜9は重症、10は最重症と考えられる）

　中等症より強いかゆみでは、不眠やイライラ、疲れ、うつ病などをひき起こし、生活の質（QOL）や生命をおびやかす恐れがあります。中等症以上はもちろんのこと、いまは軽症でも、将来悪化する恐れがあるので、早めにかゆみのケアをはじめましょう！

かゆみの対策

医療法人あかね会大町土谷クリニック 院長　高橋 直子（たかはし・なおこ）

かゆみのケアのポイント

● **かゆみの最大の原因は乾燥肌**

　保湿剤による毎日のスキンケアが、かゆみの予防や改善に効果的です。

● **入浴中や入浴後の注意点**

　入浴はぬるめの湯とし、刺激の少ない石けんやボディソープを使用し、よく泡立て、泡を手に持って優しく体を洗いましょう。

　入浴後はできるだけ早く、また、入浴しない日も朝や夜の着替えなどのタイミングで、保湿剤を1日1～2回、たっぷりと塗りましょう。

● **しっかりと透析を行う**

　しっかりと透析を行って、かゆみの原因になる尿毒素を取り除きましょう。

● **いつでも相談してください**

　かゆみの原因によっては、経口薬や注射薬が使用できる場合もあります。いつでも気軽に医師や透析室スタッフに相談しましょう。

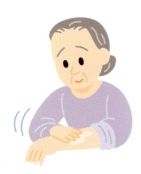

5

倦怠感

医療法人友秀会伊丹腎クリニック 透析室 部長　**山下 直哉**（やました・なおや）
医療法人友秀会伊丹腎クリニック　**伊丹 秀作**（いたみ・しゅうさく）
医療法人友秀会伊丹腎クリニック 院長　**伊丹 儀友**（いたみ・のりとも）

はじめに

　本稿では、倦怠感のことを慢性的な疲労感、総じて「疲労」として解説します。

　透析患者にとって疲労感は、透析患者の60〜97％にみられる[1]非常にポピュラーであり、生活の質（quality of life；QOL）に影響を与える衰弱症状です。さらには、疲労によって心血管疾患（cardiovascular disease；CVD）や死亡率、うつ病のリスクが高くなってしまいます。しかし以前は、透析患者が疲労を感じ訴えることを医療従事者は現在ほど重要視していませんでした。

　わが国においては、2022年に中山らによって、透析患者のQOL維持向上のための主要なアウトカム確認のため、アンケートによる意識調査が行われました[2]。その結果のなかで、透析患者が重要視している項目のうち、自覚症状における項目の第1位が透析後の脱力感、次いで慢性疲労感と、どちらも疲労に関する回答であり、透析患者が疲労で悩んでいることが報告されました[2]。これらの項目は、医師と患者の重要度の評価中で格差が大きいと報告されており **図1**、透析患者のQOL向上のために取り組むべき重要な課題と考えられています。

疲労の分類

　透析患者は、血液透析（hemodialysis；HD）を行うことで、痛みやストレス、疲労など、QOLに悪影響を及ぼす自覚症状に曝されています。QOLを維持向上させるためにも、疲労について対策をとる必要があります。

　透析患者の疲労は、透析中または透析後に自覚症状として発症する疲労と、それ以外の慢性疲労に分けることができます。透析療法に伴う症状が関連している場合は、後述する治療法や要因を検討することができます。しかし、両方の疲労が重複する患者や、疲労が回復せずに蓄積している患者の場合、疲労の原因を判別することが困難です。また、そう

(a) 医師の回答				(b) 患者の回答			
順位	キーワード	評価平均値	7≦（%）	順位	キーワード	評価平均値	7≦（%）
1	心臓病・脳卒中の予防	8.0	90.2	1	血圧管理	5.4	37.8
2	アクセス（シャント）	7.8	89.1	2	感染症予防（新型コロナウイルス以外）	5.4	37.3
3	貧血（ヘモグロビン値）	7.5	85.9	3	旅行	4.8	33.4
4	ドライウェイト	7.5	83.6	4	リン・カルシウム・副甲状腺ホルモン	5.0	33.1
5	血圧管理	7.4	80.3	5	震災対策	4.8	32.3
6	適正な透析状態	7.4	79.8	6	カリウム	4.7	28.7
7	カリウム	7.3	79.8	7	透析後の脱力	4.7	28.3
8	感染症予防（新型コロナウイルス以外）	7.4	79.2	8	心臓病・脳卒中の予防	5.3	28.1
9	リン・カルシウム・副甲状腺ホルモン	7.2	75.5	9	アクセス（シャント）	4.4	27.6
10	寝たきり予防	7.2	75.4	10	貧血（ヘモグロビン）	4.8	27.4
11	震災対策	7.2	74.7	11	透析中の血圧低下	4.7	27.1
12	骨折予防	7.1	69.9	12	適正な透析状態	4.2	25.5
13	透析中の血圧低下	7.0	69.4	13	透析の時間やスケジュール	4.2	24.9
14	透析の中止（止める）	7.0	68.3	14	慢性の疲労感	4.6	23.9
15	減塩	7.0	67.8	15	経済的な影響	4.1	23.9
16	透析の時間やスケジュール	6.9	65.9	16	ドライウェイト	4.3	23.6
17	認知症	6.8	65.8	17	薬剤数	4.4	23.3
18	リハビリ運動	6.9	63.2	18	減塩	4.4	23.2
19	延命治療	6.6	62.0	19	家族や友人への影響	4.2	22.9
20	薬剤数	6.6	60.4	20	就業・仕事への影響	3.8	22.8
21	食事制限	6.6	59.9	21	透析外の自由時間	4.1	22.5
22	生野菜・果実の摂取	6.5	56.8	22	骨折予防	4.2	22.3
23	就業・仕事への影響	6.5	55.2	23	便秘	4.0	22.1
24	食欲低下	6.4	54.1	24	生野菜・果実の摂取	4.3	21.1
25	かゆみ	6.3	49.2	25	食事制限	4.2	20.9
26	オンライン HDF	6.4	48.9	26	かゆみ	4.0	20.8
27	透析外の自由時間	6.1	48.6	27	筋肉の攣り	4.1	19.8
28	入院	6.2	48.1	28	不眠	4.0	19.3
29	便秘	6.4	46.2	29	透析の中止（止める）	3.2	19.2
30	疼痛（穿刺時）	6.1	44.8	30	寝たきり予防	3.7	18.9
31	うつ/気分の落ち込み	6.1	43.7	31	リハビリ運動	3.9	18.8
32	不眠	6.2	43.7	32	入院	3.8	18.1
33	経済的な影響	6.1	43.2	33	延命治療	3.5	18.0
34	不安ストレス	6.0	41.0	34	疼痛（穿刺時）	3.9	17.4
35	透析後の脱力	6.0	40.3	35	オンライン HDF	3.4	16.6
36	妊娠と出産	5.8	38.2	36	不安ストレス	3.9	16.5
37	関節などの疼痛	6.0	37.4	37	関節などの疼痛	3.6	15.9
38	家族や友人への影響	5.8	33.3	38	性機能障害	3.3	15.2
39	筋肉の攣り	5.8	31.1	39	足のむずむず感	3.2	13.3
40	慢性の疲労感	5.6	30.2	40	食欲低下	3.1	10.6
41	旅行	5.5	30.1	41	うつ/気分の落ち込み	3.0	8.6
42	足のむずむず感	5.7	29.5	42	認知症	2.8	8.6
43	吐き気	5.5	26.2	43	吐き気	2.7	8.3
44	家庭透析	4.6	19.7	44	家庭透析	2.3	6.6
45	性機能障害	4.5	13.7	45	妊娠と出産	1.8	6.4

図1 キーワードに対し評価7以上（重要度高い）とした割合の順位と評価平均点（灰色：患者自覚症状キーワードおよび家庭・社会生活キーワード）（文献2より転載）

いった患者は珍しくありません。

透析療法による疲労

　透析中の患者は、代謝の変動や除水による心血管機能の変動など、複雑で多様な影響を受けています。透析療法による疲労は、ほとんどの患者が経験しており、透析日では、透析を行わない日よりも疲労感が強くなるようです。

　透析療法による疲労は、透析開始から発現し、透析中は持続または継続的に悪化する場合と、透析後に疲労感を感じ、透析室または帰宅後に横になって休む必要があり、自由に行動できるまで回復する時間が必要となる症状があります。

　透析療法による疲労を確認するためには、疲労の持続時間や強度、疲労から回復するまでの時間の確認が重要です。とくに、疲労からの回復時間は、日常生活に大きく影響を与える可能性が高いため、QOL向上のための指標ともいえます。報告によると個人間のばらつきは大きくありますが、疲労からの回復時間は、患者の32％が2時間未満、41％が2～6時間、17％が7～12時間、10％が12時間以上であると報告されています[3]。しかしながら、疲労感は感じ方や強度が患者個々によって大きく異なるため聞き取り方がむずかしく、一定の指標を定義することが困難です。そのため、個別性を理解する必要があります。

疲労の原因

　透析療法による疲労の原因は明確に解明されていませんが、関連すると思われる要因が、大きく分けて三つ挙げられます **図2** 。

透析による心血管と血行動態への影響

　限外濾過量の増加、透析低血圧、透析中の心筋虚血があります。1回の透析あたりの除水量の多さや、時間あたりの除水量が多いと疲労を感じやすく、疲労からの回復時間が長くなる可能性があります。

検査値の異常

　血清乳酸値の上昇や分岐鎖アミノ酸（branched chain amino acid：BCAA）の欠乏があります。透析による乳酸値の上昇は、透析中の組織虚血が示唆されており、臓器虚血や透析低血圧の結果が関連している可能性があります。BCAAは蛋白質合成を促し、筋肉のエ

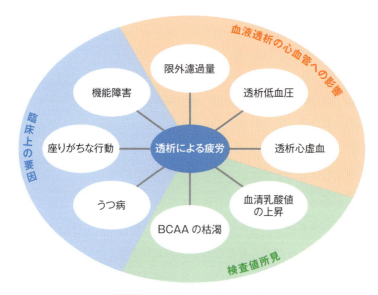

図2 透析療法による疲労の要因

ネルギー源としてはたらいており、脳ではトリプトファンを脳に取り込みにくくさせ、セロトニン産生を抑制することで、中枢性疲労を軽減させるはたらきがあります。また、BCAAが欠乏することで中枢性疲労をひき起こしやすくなります。

臨床的要因

透析患者は座りがちの生活や機能障害が多く、うつ病などを発症しやすいため注意が必要です。うつ病は、疲労を感じやすくし、また、疲労を感じると抑うつ症状が悪化する可能性があります。さらに、抗うつ薬の副作用による眠気や脱力感から、疲労感の増悪と疲労からの回復時間が長くなってしまいます。座りがちの生活と機能障害は、身体機能の低下と疲労が関連しています。高齢者やサルコペニア・フレイルに陥ると疲労を感じやすく、活動量が著しく低下し、さらに運動機能が低下する負の連鎖を助長してしまいます。

倦怠感への対策

透析処方の変更

透析低血圧や虚血を予防するために、適切なドライウエイト（dry weight；DW）を設定すること、過剰な除水量・除水速度に設定しないことで、疲労と回復時間が改善する可能性があります。

また、透析時間と透析回数（頻度）については、透析時間を長く、回数を多くするだけではなく、短縮もしくは回数を少なくすることで、疲労感が少なくなる可能性があるため、透析処方を個別化するという考え方が重要です。

運動療法

透析中の運動療法や、患者の定期的な身体活動の習慣は、運動機能の維持と向上が期待でき、疲労感の改善に大きく有効です。しかしながら、疲労自体が運動療法の妨げになってしまい、運動介入を困難にさせてしまうことがあります。

患者の疲労に対する理解を深めることで、運動療法の介入のタイミングや方法をよりよくすることが重要です。

うつ病の治療

透析患者のうつ病は、日本においては医師の診断率（2.0％）と有病率（40.0％）の差が大きく[4]、患者と医療関係者ともにあまり重要視されておらず、見逃されていることがあります。そのため、うつ病の把握と治療介入が重要です。

おわりに

透析療法による疲労は、非常に多くの要因と変動が関連するため特定することが困難です。患者にとっては、疲労のタイミングや原因よりも、疲労による日常生活への制限が重要となります。

疲労により、社会生活が以前よりも困難になる、食事量や活動量が低下する、などからQOLが著しく低下してしまっている可能性もあります。さらには、個別性が存在するため、疲労の治療法は患者個々に合わせて、調整する必要があると考えられます。

引用・参考文献

1) Jhamb, M. et al. Fatigue in patients receiving maintenance dialysis : a review of definitions, measures, and contributing factors. Am. J. Kidney Dis. 52（2）, 2008, 353-65.
2) 中山昌明ほか. 透析患者QoL向上のための重要アウトカムを巡る患者と医師の意識調査. 日本透析医学会雑誌. 55（11）, 2022, 613-25.
3) Morfin, JA. et al. Intensive Hemodialysis and Treatment Complications and Tolerability. Am. J. Kidney Dis. 68（5S1）, 2016, S43-S50.
4) Lopes, AA. et al. Screening for depression in hemodialysis patients : associations with diagnosis, treatment, and outcomes in the DOPPS. Kidney Int. 66（5）, 2004, 2047-53.

疲労感

医療法人友秀会伊丹腎クリニック 透析室 部長　**山下 直哉**（やました・なおや）
医療法人友秀会伊丹腎クリニック　**伊丹 秀作**（いたみ・しゅうさく）
医療法人友秀会伊丹腎クリニック 院長　**伊丹 儀友**（いたみ・のりとも）

透析患者さんは疲労を感じやすい？

　疲労感は、透析患者さんの60〜97％[1]にみられる非常にポピュラーで、かつ生活の質（QOL）に影響を与える衰弱症状です。

　透析患者さんのなかには、疲労は当然のこととしてとらえている人も多いのではないでしょうか。そのため、医療従事者に相談していない人もいるかもしれません。しかし疲労の影響で、食事量や食事の機会が減少してしまったり、外出がむずかしくなるなど活動量が低下してしまったりといった日常生活が制限され、QOLが低下してしまっている可能性があります。

　透析療法による疲労は、透析患者にとって大きな合併症の一つです。医療従事者へその症状をしっかり伝え、いっしょに対策を考えていきましょう。

疲労の回復時間

　疲労のピークから回復するまで何時間かかっているのか、また、疲労を感じていることで食事がとれない場合、日常生活に制限がかかる場合には透析室スタッフにその内容を伝えましょう。

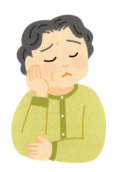

引用・参考文献
1) Jhamb, M. et al. Fatigue in patients receiving maintenance dialysis : a review of definitions, measures, and contributing factors. Am. J. Kidney Dis. 52（2）, 2008, 353-65.

倦怠感への対策

医療法人友秀会伊丹腎クリニック 透析室 部長　**山下 直哉**（やました・なおや）
医療法人友秀会伊丹腎クリニック　**伊丹 秀作**（いたみ・しゅうさく）
医療法人友秀会伊丹腎クリニック 院長　**伊丹 儀友**（いたみ・のりとも）

透析処方の変更を検討しましょう

適切なドライウエイト（DW）の設定や、除水量や除水速度の調整で、疲労感と疲労の回復時間が改善する可能性があります。

透析中や透析後の疲労が強い場合には、透析室スタッフに相談しましょう。

運動療法を行いましょう

透析中の運動や、定期的な身体活動の習慣は、運動機能の維持と向上が期待でき、疲労感の改善に大きく有効です。無理のない範囲で、上手に運動を取り入れましょう。

うつ病の治療をしましょう

透析患者さんは、さまざまな要因からうつ病になりやすいといわれています。うつ病は、疲労を感じやすくし、疲労を感じると抑うつ症状が悪化するという悪循環に陥ります。さらに、抗うつ薬の副作用による眠気や脱力感から、疲労感が増悪し、疲労からの回復時間が長くなってしまいます。

不安な症状などがあれば、すぐに透析室スタッフに相談し、適切な治療を行いましょう。

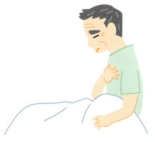

6

筋けいれん

久留米大学 医学部 内科学講座腎臓内科部門 助教／腎臓センター　**藤井 麻紀子**（ふじい・まきこ）
久留米大学 医学部 内科学講座腎臓内科部門 准教授／腎臓センター主任／外来医長　**柴田 了**（しばた・りょう）
久留米大学 医学部 内科学講座腎臓内科部門 主任教授／腎臓センター長　**深水 圭**（ふかみ・けい）

筋けいれん（下肢つり）とは

　筋けいれんは、下肢つりともよばれ、いわゆるこむら返りのことをいいます。下肢つりは、「足がつった」状態で、医学的には発作性で不随意に起こる有痛性の筋肉の収縮のことをいいます。

　下肢つりは健常者でも起こりますが、血液透析（hemodialysis；HD）患者においては、透析中におこる合併症のなかでも頻度が高く、多くはHD施行中に下肢のふくらはぎに認められます。また、有痛性であるため透析継続が困難になることもあり、その対策を知っておくことは、透析管理において非常に重要なポイントとなります。

下肢つりの原因　図

　下肢つりのメカニズムは、いまだ不明な点が多く解明されていませんが、HD患者においては、次のような原因が考えられます。

血圧低下

　HD患者では、ドライウエイト（dry weight；DW）の設定不良や急速または大量の除水などによる血圧低下がみられることがあります。

　透析後半や透析終了直後は、除水に伴いプラズマリフィリング（透析中に血管外から血管内に水分が移動する現象）が追いつかず、血管内が脱水傾向となり、血圧が低下しやすい状態になります。これは、透析前の体重の増加量が多く、一度に大量に除水する際や、短い時間で除水しなければならない（時間あたりの除水量が多い）際に生じやすく、その結果として筋肉への血流が低下し、下肢つりが生じます。また、同様の症状は非透析時にも起こり、DWの設定が厳しいことや降圧薬が効きすぎていることなども原因として考えられます。

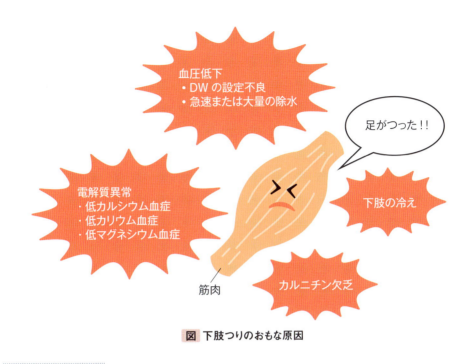

図 下肢つりのおもな原因

電解質異常

■ 低カルシウム血症

　カルシウム（Ca）は、筋肉の収縮や神経のはたらきに関与する物質であるため、低カルシウム血症を発症すると、背中や足の筋肉のけいれんが起こりやすくなります。透析患者においては、活性型ビタミンDの不足やカルシウム受容体作動薬（シナカルセト塩酸塩やエボカルセト、エテルカルセチド塩酸塩、ウパシカルセトナトリウム水和物）の使用で、低カルシウム血症になりやすいため、下肢つりを生じやすいです。さらに、近年では透析患者に使用できる骨粗鬆症治療薬（デノスマブやロモソズマブ）の使用も増えてきており、薬剤性の低カルシウム血症が起こりやすい状況となっています。

　また、透析時には、除水による濃縮性アルカローシスと透析液に含まれるアルカリ化剤で、よりアルカローシスに傾きやすくなります。アルカローシスとは、血液中のアルカリ性度が高くなりすぎた状態のことをいいます。アルカローシス下ではイオン化カルシウムが減少するため、同様に下肢つりの原因となります。

■ 低カリウム血症

　カリウム（K）もカルシウムと同様に、筋肉や神経のはたらきに深く関係しています。低カリウム血症になると神経が興奮状態となり、下肢つりを生じやすくなります。透析患者は高カリウム血症を来しやすいといわれていますが、食事摂取不良時や下痢・嘔吐を頻回

にくり返す場合は、低カリウム血症を認める場合があります。

また、血清カリウム濃度が2.5mEq/L以下で下肢つりが生じやすく、透析患者においては、血液が透析膜を通過する過程でカリウムが拡散によって除去されるため、透析前の血清カリウム濃度が低いと、透析後に2.5mEq/L以下となることがあります。

■ 低マグネシウム血症

マグネシウム（Mg）は、筋肉や神経の伝達に関与しており、不足すると下肢つりが生じやすくなります。透析液のマグネシウム濃度の多くは1.0mEq/Lと低く設定されており、慢性下痢や低栄養の患者では下肢つりを生じることがあります。

カルニチン欠乏

カルニチンは、脂肪をエネルギーとして使うのに重要なはたらきをします[1]。カルニチンが少なくなると、筋肉が脂肪酸をうまく使えなくなり、エネルギー（アデノシン三リン酸[adenosine triphosphate；ATP]）不足になります。ATPが不足すると、カルシウムの取り込みができず、筋収縮が続くため、下肢つりが生じやすくなります。

透析患者は、①腎機能低下により、腎臓でカルニチンがつくられにくくなる、②食事制限によって食事から十分なカルニチンを摂取することができない、③1回の透析によって、血中のカルニチンの70～80％が除去されてしまう、ことなどが背景にあるため、カルニチンが欠乏しやすい状態となっています。

下肢の冷え

下肢が冷えると血管が収縮し、血流が低下します。そのため、ふくらはぎの筋肉が収縮し、けいれんが生じます。また、低体温では筋肉が硬直しやすくなります。いったん筋肉が柔軟性を失い弾力が低下すると、けいれんが起こりやすくなります。

下肢つりの対策

ここからは、原因ごとの対策について確認していきましょう。

血圧低下

■ DWの設定を見直す

HD患者において、DW（適正体重）とは、「体液量が適正で、透析中に過度の血圧低下を生ずることなく、かつ長期的にも心血管系への負担が少ない体重」と定義されています[2]。

表1 DWを設定・管理するための指標

指標		確認項目	基準値
身体所見		浮腫や皮膚ツルゴール低下の有無	－
バイタルサイン		HD中の血圧	－
血液検査		ヒト心房性ナトリウム利尿ペプチド（human atrial natriuretic peptide；hANP）	50～100pg/mL（DW到達時）
		PWI（plasma weight index）	2～4%（至適範囲）
画像検査	胸部エックス線写真	心胸比（cardiothoracic ratio；CTR）測定	男性：50%以下、女性：53%以下[2]（実際には心肥大の有無などから個人によって適正範囲は異なる）
	腹部超音波検査	下大静脈（inferior vena cava；IVC）径測定	6～10mm（透析後の吸気時）
透析用監視装置		ブラッドボリューム(blood volume；BV)計によるモニタリング	透析終了時%Δ BV（循環血液量変化率）：－8.75～－18.75
体組成測定による体液評価		InBody®	細胞外水分比（ECW/TBW）：0.40未満

※ PWI：体重の1%の除水をしたときに循環血漿量が何%減っているかをみる指標
※ ECW（extracellular water［細胞外水分量］）、TBW（total body water［体水分］）

DWの設定のためにはさまざまな指標 **表1** があるため、これらを用いて適切なDWを設定しましょう。

■ **急速または大量の除水を行わない**

まずは、透析間の体重増加量が多くないかどうかを確認し、1日空きはDWの3%未満、2日空きは5%未満の増加になるように指導します[2]。次に、体格に対して時間あたりの除水量が多くないかどうかを確認します。K/DOQIのガイドライン[3]では最大除水速度を15mL/kg/時以下にすることが推奨されています。

週はじめは2日空きとなり除水量が多くなるため、無理にDWまで除水しないことも下肢つりの予防の一つです。それでも症状が持続する場合は、透析後半の時間除水量を軽減することや、透析時間の延長を考慮します。

電解質異常

電解質異常を来す原因となりうる薬剤（活性型ビタミンD₃製剤、カルシウム受容体作動薬、骨粗鬆症治療薬、漢方薬など）の使用がないかどうかを確認します。また、病歴聴取

時に食事摂取状況や嘔吐・下痢の症状も確認しましょう。これらの原因がある場合は、薬剤調整や追加治療を検討します。

カルニチン欠乏

■ 食事（栄養管理）　表2 [4]

食事制限によるエネルギー不足やたんぱく質不足が、低栄養状態を招く可能性があります。規則正しく食事をとり、偏食をしないように指導しましょう。

■ カルニチン補充

経口薬や注射薬で、レボカルニチンを補います。

下肢の冷え

下肢が冷えないように、長ズボンや靴下の着用を勧めたり、毛布などで下肢を冷やさないように指導します。血圧が保たれていれば、透析用監視装置によって血液の温度を上げ

表2 **血液透析患者の食事療法基準**（文献4を参考に作成）

エネルギー	（標準体重 1kg あたり）× 30 〜 35kcal
たんぱく質	（標準体重 1kg あたり）× 0.9 〜 1.2g
食塩	6g 未満
水分	DW（kg）× 15mL 以下
カリウム	2,000mg 以下
リン	たんぱく質（g）× 15mg 以下

表3 **実際の治療例**

①除水を停止する
②除水速度を下げ、透析時間を延長する
③投薬を行う
・10％塩化ナトリウム　20 〜 40mL（静注）
・生理食塩水　100 〜 200mL（静注）
・芍薬甘草湯　2.5g（1 包／経口薬）
・カルチコール®　10 〜 20mL（ゆっくり静注）
・エルカルチンFF　1,000mg（週 3 回／静注）もしくは
　レボカルニチンFF　250mg（3 錠× 1 日 3 回）
④ストレッチや患部を温めることで血流量を増やす

るのも有効かもしれません。

＊　　＊　　＊

表3 に実際の治療例を示します。下肢つりは透析患者に起こる合併症のなかで頻度が高く、患者の生活の質（quality of life；QOL）を低下させる要因にもなりえます。早急な対処や事前の対策を行い、患者に安心して透析療法を受けてもらえるよう、指導を行っていきましょう。

引用・参考文献
1) Bellinghieri, G. et al. Carnitine and hemodialysis. Am. J. Kidney Dis. 41（3 Suppl 1）, 2003, S116-22.
2) 日本透析医学会. 血液透析患者における心血管合併症の評価と治療に関するガイドライン. 日本透析医学会雑誌. 44（5）, 2011, 337-425.
3) Levin, NW. et al. What clinical insights from the early days of dialysis are being overlooked today? Semin. Dial. 18（1）, 2005, 13-21.
4) 日本腎臓学会編. 慢性腎臓病に対する食事療法基準2014年版. 東京, 東京医学社, 2014, 48p.

MEMO

透析と下肢つり

久留米大学 医学部 内科学講座腎臓内科部門 助教／腎臓センター　**藤井 麻紀子**（ふじい・まきこ）
久留米大学 医学部 内科学講座腎臓内科部門 准教授／腎臓センター主任／外来医長　**柴田 了**（しばた・りょう）
久留米大学 医学部 内科学講座腎臓内科部門 主任教授／腎臓センター長　**深水 圭**（ふかみ・けい）

　血液透析（HD）患者さんの透析中の下肢つりは発生頻度が高く、有痛性であるため透析継続が困難になることもあり、その対策を知っておくことは、HD診療において非常に重要なポイントとなります。

● **下肢つりの原因にはどのようなものがあるの？**

血圧低下（ドライウエイト［DW］設定の不良、急速または大量の除水など）

　透析中の除水量が多いと、血管内が脱水傾向となり、血圧が低下しやすい状態になるため、下肢つりを生じる可能性が高くなります。

電解質の異常（低カルシウム血症、低カリウム血症、低マグネシウム血症）

　体内のカルシウム（Ca）やカリウム（K）、マグネシウム（Mg）は、筋肉の収縮や神経のはたらき、伝達に関係しており、不足すると、下肢つりが起こりやすくなります。

カルニチンの欠乏

　過度な食事制限によるエネルギー不足、たんぱく不足がカルニチン欠乏を招く可能性があります。

下肢の冷え

　下肢が冷えると血管が収縮し、血流が低下します。そのため、ふくらはぎの筋肉が収縮し、下肢がつりやすくなります。

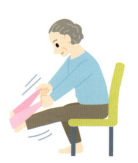

下肢つりの対策

久留米大学 医学部 内科学講座腎臓内科部門 助教／腎臓センター　藤井 麻紀子（ふじい・まきこ）
久留米大学 医学部 内科学講座腎臓内科部門 准教授／腎臓センター主任／外来医長　柴田 了（しばた・りょう）
久留米大学 医学部 内科学講座腎臓内科部門 主任教授／腎臓センター長　深水 圭（ふかみ・けい）

●下肢つりが起こったときはどうすればよいの？

透析中に起こった場合は、速やかに透析室スタッフに報告しましょう

ストレッチをしましょう

- 手で足のつま先を体側へひき寄せて、ふくらはぎの筋肉を伸ばしましょう。
- タオルがある場合は、足先にタオルをかけて、タオルの両端を引っ張ることでふくらはぎの筋肉を伸ばせます。

●下肢つりを予防するにはどうすればよいの？

血圧低下への対策

透析中の除水量が多いと、下肢つりを生じる可能性が高くなります。適性体重（ドライウエイト［DW］）を確認し、透析間の体重増加量が基準値以内（中1日：DWの3％未満、中2日：DWの5％未満）に抑えられているかどうかを確認しましょう。

電解質異常（低カルシウム［Ca］血症、低カリウム［K］血症、低マグネシウム［Mg］血症）への対策

栄養バランスのとれた食事を心がけましょう。食事摂取量の低下や頻回の嘔吐・下痢がある場合には、透析室スタッフに申し出ましょう。

カルニチン欠乏への対策

カルニチンを多く含む食材を摂取しましょう。規則正しく食事をとり、偏食をしないようにしましょう。

下肢の冷えへの対策

下肢が冷えないように、長ズボンや靴下を履き、下肢を冷やさないような工夫をしましょう。

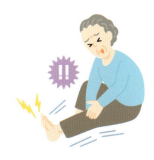

7 そのほかに注意すべき合併症

新潟大学医歯学総合病院 血液浄化療法部 准教授　山本 卓（やまもと・すぐる）

透析アミロイドーシス

透析アミロイドーシスの要因

透析アミロイドーシスは、透析患者に発症する合併症の一つです。透析患者で増加するβ_2ミクログロブリン（β_2-MG）がアミロイドを形成して、骨関節組織に沈着します。その結果、手根管症候群や破壊性脊椎関節症を呈し、また骨嚢胞を来すため、骨折の原因となります。

■ 手根管症候群

手根管症候群は、手根管滑膜にアミロイドが沈着した結果、正中神経を圧排し、手根管組織に沈着して発症します。正中神経の支配領域 図1 の感覚異常（しびれ、痛み）がみられたり、進行すると筋力低下が起こったりします。

■ 破壊性脊椎関節症（DSA）

破壊性脊椎関節症（destructive spondyoarthropathy；DSA）は、アミロイドが骨組織に沈着した結果、脊椎の変形を来し、神経症状を来します。頸椎と腰椎に発症しやすく、頸椎に発症した際は、頸部痛、上下肢の運動障害、感覚障害を来します。腰椎に発症した際は、腰痛や下肢の運動、感覚障害を来します。

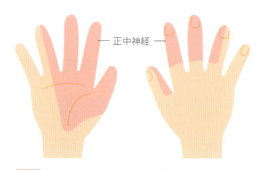

図1 手根管症候群によって異常が生じる神経領域

■骨嚢胞

骨嚢胞は、手根骨や大腿骨、上腕骨などに発症します。無症状で経過し、画像検査で発見されることが多いです。透析アミロイドーシス患者では、骨嚢胞を起点に骨折を生じることが報告されています[1]。

* * *

透析期間が長期化すると、透析アミロイドーシスを発症しやすくなるので、長期透析患者では注意が必要です。

透析アミロイドーシスの診断

透析アミロイドーシスの診断は、手根管症候群をはじめとする骨関節疾患を臨床的に認めること、生検で β_2 ミクログロブリンによるアミロイドの沈着を病理学的に証明することによります。つまり、医療従事者は、長期透析患者に手根管症候群をはじめとする透析アミロイドーシスの症状があるかどうか、透析患者の訴えを聞きながら考える必要があります。

治療は、透析アミロイドーシスの全身的治療と、発症部位の治療に分けられます。血液浄化療法では、β_2 ミクログロブリン吸着カラムを使用します。わが国では現在、ヘキサデシル基が固定化されたセルロースビーズによるリクセル®と、ポリメチルメタクリレート（polymethyl methacrylate；PMMA）製によるフィルトール®の2種類が使用できます。これらをダイアライザに直列に接続することで、血液中の β_2 ミクログロブリンをはじめとするいくつかの蛋白質を吸着して除去します **図2** [2]。β_2 ミクログロブリン吸着カラムを使用することで、β_2 ミクログロブリンを高度に除去するほか、関節痛や感覚異常などの症状を緩和できる可能性があります[3]。局所的には、整形外科的手術が必要になります。手根管症候群では手根管開放術、DSAでは脊椎固定術をはじめとする手術が実施されます。

頭痛・嘔気

頭痛や嘔気は、透析療法中にときどき発症する症状です。原因は一般的な疾患から、透析固有の病態まで多彩であり、しばしば鑑別が困難なことがあります。発症する時期や症状の程度から、おもに次の病態を考慮します。

不均衡症候群

不均衡症候群は、透析導入期にみられやすい疾患です。尿素窒素（urea nitrogen；UN）

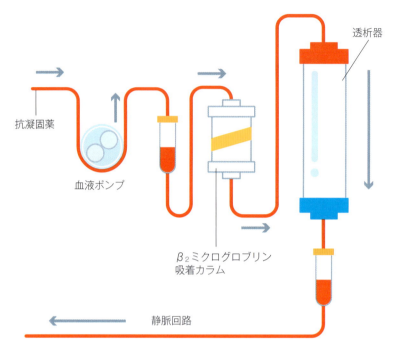

図2 β₂ミクログロブリン吸着カラムを用いた透析方法（文献2を参考に作成）

やクレアチニンの血中濃度が極度に高くなった末期腎不全（end-stage kidney disease；ESKD）状態で、腎代替療法（renal replacement therapy；RRT）が必要となります。そのような状況で、血液透析（hemodialysis；HD）を導入した際、透析中から透析終了後12時間ほどで頭痛や嘔気、嘔吐などを発症することがあり、これらは「不均衡症候群」と診断されます。

HDにより、血液中の尿毒素が除去されますが、その際、中枢神経の尿毒素の濃度と差が生じることが原因と考えられています。予防法としては、導入期の透析条件を工夫する（小さい膜面積のダイアライザを使用する、少ない血流量で透析を行う、治療時間を短くするなど）ことにより、急激な尿毒素除去を控えます。また、頭痛や嘔気、嘔吐を生じた際は、薬物療法による対応が必要となります。数回の透析療法を経験すると、症状は起こりにくくなります。

透析中の血圧変化

HD開始時の浸透圧変化、あるいは治療後半の過度な除水は、血圧低下を来し、嘔気、嘔吐を生じることがあります。降圧薬を使用している患者は、透析開始時の血圧が低いようであれば経口薬の調整を行います。また、透析中の血圧低下に対しては、適切な除水量、

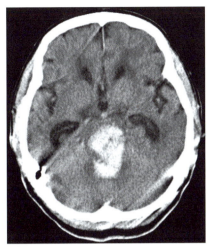

図3 HD後に頭痛を発症した脳出血例

ドライウエイト（dry weight；DW）の設定、昇圧薬の使用により対応します。間歇補充型血液透析濾過（intermittent infusion hemodiafiltration；IHDF）は、HDと比較して、血圧低下の処置回数を減らすことが知られています[4]。

　また、HD治療中に血圧が上昇し、頭痛や嘔気を生じる場合もあります。その際は、降圧薬を使用し対応します。

脳血管障害 図3

　くも膜下出血、脳出血、脳動脈解離などの脳血管障害により、頭痛や嘔気、嘔吐を来すことがあります。とくに、透析療法で抗凝固薬を使用する際は、そのリスクが大きくなることが考えられます。

そのほかの要因

　片頭痛や緊張型頭痛、群発頭痛などの一次性頭痛や、眼精疲労、蓄膿症などに付随する頭痛も起こり得ます。また、消化器疾患や耳鼻科疾患では、嘔気や嘔吐を来す場合もあり、一般的疾患を鑑別する必要があります。

不整脈

　透析患者では、不整脈の発症が多いことが知られています。例えば、透析患者の心房細動の発症頻度は、非透析患者と比較して20倍多いです[5]。また、透析期間が長くなると不

整脈の合併率が高くなります。

そのほか、電解質異常に伴う不整脈として、高カリウム（K）血症によるテント状T波やPQ延長など、低カルシウム（Ca）血症によるQTc延長の頻度が高いです。とくに、カルシミメティクスや骨粗鬆症治療薬によるカルシウム値の低下は高度であり、ていねいなモニタリングが必要になります。

透析患者は、低カルシウム血症による死亡のリスクが高いことが日本透析医学会のデータで示されています[6]。また、最近の観察研究では、QTcの延長には低カルシウム血症だけでなく、低リン（P）血症、高リン血症も関連していることが報告されています[7]。

引用・参考文献

1) Bataille, S. et al. The Case | A hip fracture in a hemodialysis patient. Pathologic right-hip fracture from β 2-microglobulin amyloidosis. Kidney Int. 83（6）, 2013. 1211-2.
2) Yamamoto, S. et al. Mass spectrometry-based proteomic analysis of proteins adsorbed by hexadecyl-immobilized cellulose bead column for the treatment of dialysis-related amyloidosis. Amyloid. 31（2）, 2024, 105-15.
3) Abe, T. et al. Effect of beta（2）-microglobulin adsorption column on dialysis-related amyloidosis. Kidney Int. 64（4）, 2003, 1522-8.
4) Koda, Y. et al. Feasibility of intermittent back-filtrate infusion hemodiafiltration to reduce intradialytic hypotension in patients with cardiovascular instability : a pilot study. Clin. Exp. Nephrol. 21（2）, 2017, 324-32.
5) Wing, SL. et al. Oral Anticoagulation Use in Individuals With Atrial Fibrillation and Chronic Kidney Disease: A Review. Semin. Nephrol. 44（2）, 2024, 151517.
6) Goto, S. et al. Hypocalcemia and cardiovascular mortality in cinacalcet users. Nephrol. Dial. Transplant. 39（4）, 2024, 637-47.
7) Sasaki, S. et al. Association Between Disturbed Serum Phosphorus Levels and QT Interval Prolongation. Kidney Int. Rep. 9（6）, 2024, 1792-801.

透析アミロイドーシス

新潟大学医歯学総合病院 血液浄化療法部 准教授　山本 卓（やまもと・すぐる）

どうして透析アミロイドーシスになるの？

透析期間が長期になると、手のしびれや関節の痛みが強くなることがあります。

その原因の一つが、透析アミロイドーシスです。透析アミロイドーシスは、$β_2$ミクログロブリン（$β_2$-MG）の上昇が原因となり、関節にアミロイドがたまることで発症します。

透析アミロイドーシスの症状

典型的な症状は、手根管症候群です。図のような正中神経に関連する皮膚の領域に、しびれ感や痛みを生じます。また、アミロイドーシスによる脊椎の変形により、上下肢のしびれがひどくなったり、動きが悪くなったりする、破壊性脊椎関節症（DSA）という疾患になることもあります。

症状がひどくなったときは、手術で症状を改善するほか、$β_2$ミクログロブリンを多く除去する血液透析（HD）の方法を工夫することにより、症状の進展を抑えることができます。

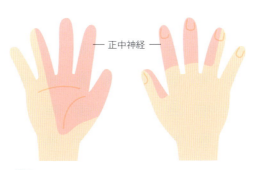

図　手根管症候群によって異常が生じる神経領域

頭痛、吐き気

新潟大学医歯学総合病院 血液浄化療法部 准教授　山本 卓（やまもと・すぐる）

透析療法中や透析治療後は、なぜ頭痛や吐き気が起こりやすいの？

透析療法中や透析治療後に、頭痛や吐き気を生じることがあります。

血液透析（HD）導入間もないときは、透析による老廃物を過度に除去することで脳とのバランスが悪くなり、頭痛や吐き気を生じます。これは、不均衡症候群という症状で、透析中や透析後に症状が出ることがあります。透析導入時は、過度な老廃物除去を行わないように医師が透析療法の条件を調整します。何度か血液透析をくり返すと症状が出なくなっていきます。

透析療法中や透析治療後に頭痛や吐き気が起こったらどうすればよいの？

血液透析による影響、あるいは過度な除水は、血圧低下を来し、吐き気や嘔吐を生じることがあります。日ごろの血圧管理、適正なドライウエイト（DW）の設定と、血液透析濾過（HDF）治療の選択など、医師が対応します。

また、これらの症状を防ぐには、患者さんの自己管理も重要となるので、透析間の体重増加を大きくしないように飲水量を調節してください。

血液透析治療中に血圧が上昇し、頭痛や吐き気を生じる場合もあります。その際は、降圧薬を使用して対応します。

そのほかに、頭痛や吐き気を起こす一般的な疾患も考えなくてはなりません。片頭痛や脳血管の障害、消化器の異常など、気になる症状があれば透析室スタッフに相談してください。

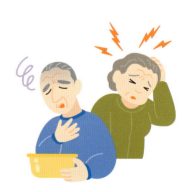

不整脈

新潟大学医歯学総合病院 血液浄化療法部 准教授　山本 卓（やまもと・すぐる）

なぜ透析患者は不整脈を起こしやすいの？

　透析患者さんは、不整脈を合併する人が多いです。不整脈は、心臓の機能に大きく影響し、ときに血液透析（HD）の継続がむずかしくなることがあるため、管理と予防が重要です。例えば、心房細動は、持続すると心不全をひき起こすことがあり、低血圧のため、途中で血液透析を終了することがあります。そのため、循環器内科による薬物療法や手術療法の実施が検討されます。

　電解質異常による不整脈も生じ得ます。カリウム（K）やカルシウム（Ca）などの値を適切に管理することで、不整脈の発症を予防することができます。食事を適切に摂取して過度な高カリウム血症、低カリウム血症にならないようにしましょう。

　また、二次性副甲状腺機能亢進症（SHTP）や骨粗鬆症の治療を行った際に、カルシウム値が変化する場合があります。治療を開始したときに、具合に変化があった場合は透析室スタッフに声をかけてください。

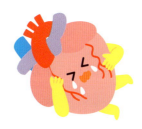

8

サイコネフロロジー

たけお内科クリニック からだと心の診療所 院長　**大武 陽一**（おおたけ・よういち）

サイコネフロロジーは慢性腎臓病（CKD）患者の心を支える学問

慢性腎臓病（chronic kidney disease；CKD）は、現代社会における深刻な健康問題の一つであり、その数は増加の一途を辿っています。CKDは、単に腎臓の機能低下にとどまらず、患者の生活の質（quality of life；QOL）や精神的な健康にも深刻な影響を及ぼします。そこで重要となるのが、サイコネフロロジーという学問です。

サイコネフロロジーは、慢性腎臓病（CKD）患者の心の問題を扱う学問であり、腎臓病学と精神医学、心身医学、心理学、看護学などの共通する部分を対象としています。サイコネフロロジーが取り組む領域には、CKD患者や家族の精神的ケア、透析患者における精神症状や精神疾患への対応、腎代替療法（renal replacement therapy；RRT）に従事する医療従事者のメンタルヘルス、RRTの選択にかかわる心理的支援などが含まれます。

サイコネフロロジーの対象となるおもな領域

サイコネフロロジーの対象となるおもな領域は、次の四つに分けられます。

①CKD患者・家族の精神的ケア

腎臓病の診断や治療過程における不安やストレス、生活の変化への適応、QOLの維持など、患者や家族が抱える多岐にわたる心理的な課題をサポートします。

②RRTにかかわるスタッフのメンタルヘルス

透析や腎移植など、RRTは医療従事者にとって高度な専門知識と体力、そして精神的な負担を伴う仕事です。サイコネフロロジーは、医療従事者のメンタルヘルスを向上させ、より質の高いケアを提供できるように支援します。

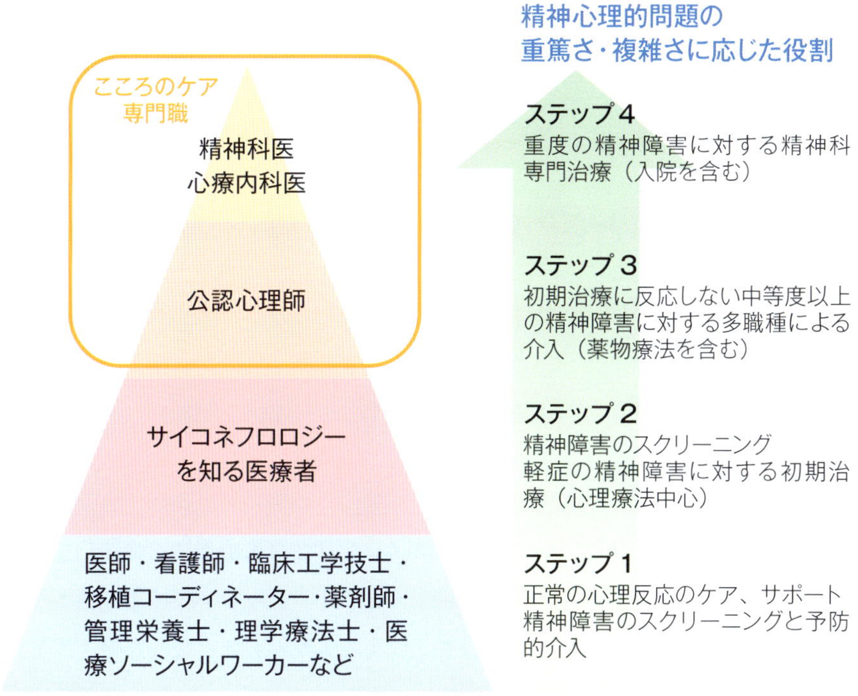

図1 サイコネフロロジーにおける段階的ケア・モデル（stepped care model）（文献1より転載）

③CKD患者のRRTにかかわる意思決定支援

　透析や腎移植などの治療法選択、治療開始や中止の判断、終末期のケアなど、患者は多くのむずかしい意思決定に直面します。サイコネフロロジーは、患者が自身の価値観に基づいた選択ができるよう、共同意思決定（shared decision making；SDM）を用いながら情報提供や心理的なサポートを行い、意思決定を支援します。

④RRTの非導入や中止にかかわる意思決定支援

　患者の状況によっては、RRTを導入しない、または途中で中止する選択をする場合もあります。サイコネフロロジーは、患者や家族が倫理的な問題や心理的な葛藤を乗り越え、最善の選択ができるよう支援します。

＊　　　＊　　　＊

　これらの領域において、サイコネフロロジーは、患者や患者家族、医療従事者がそれぞれ抱える心理社会的課題を解決し、包括的な医療の提供を目指します。この包括的な医療の提供のために、サイコネフロロジー領域では段階的ケア・モデル（stepped care model）

に基づく支援が求められます 図1 [1]。このうち、ステップ1、2に関しては、こころのケアの専門職だけでなく、透析医療にかかわるすべての医療従事者が対応できることが望まれます。

患者の心理状態と四つの心理的衝撃

CKD患者は、その病状の経過においてさまざまな心理状態をたどります。個々の患者によってその経過には大きな差がありますが、ここでは一般的な経過と、そのなかで生じる大きな四つの心理的衝撃について解説します 図2 。

①CKDの告知

まず、CKD患者は症状が出ていないことが多く、定期的に医療機関を受診していたとしても、病気に直面することは少ない場合がほとんどです。しかし、腎機能の低下が顕著になり、腎臓内科への紹介や腎機能の急激な悪化による入院が必要となった際、透析や腎移植などのRRTが必要であると告知されることがあります。これが、第一の心理的衝撃です。ただし、この時点では自覚症状が少ないことも多く、防衛機制として「否認」や「合理化」により、現実を受け止められないことも少なくありません。

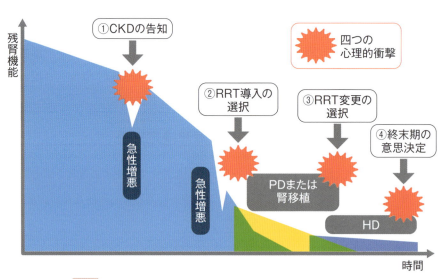

図2 CKDの診療経過の一例と経過における四つの心理的衝撃

②RRT導入の選択

次に、腎機能がさらに低下し、RRTが現実的に必要になった場合、とくに症状が現れると、身体的苦痛に加えて、RRTによる人生の大きな変化に伴う、精神的および社会的な苦痛が生じます。これが第二の心理的衝撃です。

③RRT変更の選択

さらに、RRTを開始した後も、療法の変更が必要になる場合があります（とくに腹膜透析［peritoneal dialysis；PD］や腎移植）。この場合、いままで慣れ親しんだ透析療法からの変更に加えて、生活スタイルの大きな変化を強いられ、これが第三の心理的衝撃となります。

④終末期の意思決定

最後に、CKD患者の終末期においては、RRT（おもに血液透析［hemodialysis；HD］）からの離脱が必要となることがあります。この際、患者本人の意思だけでなく、家族との話し合いも必要になり、これが第四の心理的衝撃です。患者本人のみならず、家族にも大きな心理的負担がかかることが少なくありません。

透析患者の心理的プロセス

透析患者の悲嘆のプロセスについて春木は、「対象喪失と喪の仕事」として、「①精神的打撃、衝撃、ショックと麻痺状態、②否認、③取り引き、④パニック、⑤怒りと不当感、⑥敵意、恨み、攻撃、⑦罪悪感、⑧空想形成、幻想、妄想、⑧孤独感、抑うつ、⑨あきらめ（受容）、⑩新しい希望、笑いやユーモアの復活、⑪立ち直り、患者としての新しい役割の獲得」[2] と整理しています。

ここで重要なのは、「受容」という段階は、すべての患者に起こるわけではないということです。「受け入れる」という意味ではなく、むしろ「諦め（明らめる）」という気持ちである場合が多いことを医療従事者は理解しておくべきです。また、すべての患者がこのプロセスをたどるわけではなく、一部の患者はRRT開始後も、「否認」の状態が続き、それが身体症状やノンアドヒアランスとして現れることも少なくありません。加えて、「喪失」体験をどのように支えるかも、つねに考慮する必要があります。CKD患者は、腎機能という臓器機能の喪失だけでなく、これまでの生活や生きがいといったものも同時に失ってい

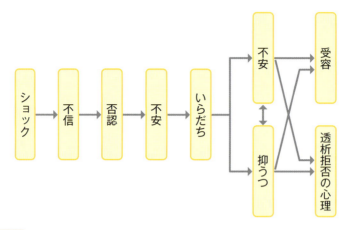

図3 透析導入が必要となったCKD患者の辿る心理的プロセス（文献2より転載）

る可能性があるのです。

　CKD患者のうち、透析導入が必要となった患者がたどる心理的プロセスを 図3 [2] に示します。

透析患者に対する心理的ケア

　さいごに、透析患者に対する心理的ケアについて解説します。堀川[3] は透析患者に対する心理的ケアを①～⑨に分類しています 表 [3]。これらは、身体的ケアそのものであり、身体的ケアが心理的ケアにもつながるということは、透析にかかわるすべての医療従事者は知っておく必要があります。

表 透析患者の心理的ケア

①良好な身体状態を作り維持する
②身体的な自覚症状を緩和する
③ひとつひとつの身体的ケアをていねいに行う
④正しい情報提供
⑤喪失をできるだけ少なくするための工夫
⑥ソーシャルサポートの改善
⑦支持的精神療法の応用
⑧「指導」「教育」の工夫：エンパワーメント・アプローチ
⑨向精神薬の使用

堀川直史. 腎不全・透析患者にみられる精神症状. Modern Physician. 33（9）, 2013, 1081-4. より転載.

また、透析患者にはさまざまな「喪失」があるという理解、さらにそれらに対する基本的態度である支持的精神療法としての支持・傾聴・保証・共感を習得しておくことが望まれます。

引用・参考文献
1) 西村勝治. "診療ガイドの意義：「段階的ケア」を意識したチーム医療を目指す". サイコネフロロジー診療ガイド：腎臓病・透析患者の心理的アセスメント＆ケア30Cases. 日本サイコネフロロジー学会診療ガイド作成委員会編. 大阪, メディカ出版, 2024, 10-3.
2) 春木繁一. "透析を引き受けることの難しさ". サイコネフロロジーの臨床：透析患者のこころを受けとめる・支える. 大阪, メディカ出版, 2010, 64-82.
3) 堀川直史. 腎不全・透析患者にみられる精神症状. Modern Physician. 33 (9), 2013, 1081-4.
4) Ohtake, Y. Psychonephrology in Japan. Ren. Replace. Ther. 3, 2017, 25-30.
5) National Institute for Health and Care Excellence. Depression in adults with a chronic physical health problem : recognition and management. (https://www.nice.org.uk/guidance/cg91/resources/depression-in-adults-with-a-chronic-physical-health-problem-recognition-and-management-pdf-975744316357, 2024年9月閲覧).

MEMO

不眠が続くとき

たけお内科クリニック からだと心の診療所 院長　**大武 陽一**（おおたけ・よういち）

不眠の原因

透析患者さんの不眠の原因には、かゆみや透析中の熟睡、生活習慣の乱れなどがあります。とくに、夜間に強まるかゆみは約70％の患者さんが経験するといわれ、睡眠の大きな妨げとなることもあります。また、透析中に深く眠りすぎることで夜眠れなくなることもあるため注意が必要です。

不眠への対策

不眠が続くと日中の眠気やだるさ、合併症の悪化につながるため、自分に合った対策をみつけることが大切です。

かゆみ対策としては、スキンケアや薬物療法を行ったり、睡眠環境をととのえたりすることをおすすめします。また、とくに、寝る前のカフェインやお酒の摂取は睡眠の質を低下させるため、注意が必要です。

不眠の症状が続く場合はがまんせずに、透析室スタッフに相談してください

睡眠薬はここ数年新しいタイプの薬が発売されており、以前ほど副作用や依存などの心配をしなくてよいものも増えてきています。質の良い睡眠は心身の健康への第一歩です。

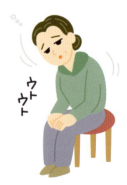

不安を感じるとき

たけお内科クリニック からだと心の診療所 院長　**大武 陽一**（おおたけ・よういち）

不安の要因

透析患者さんは、治療に伴う身体的負担や生活上の制限から、さまざまな不安を抱えがちです。おもな不安の原因には次のようなものがあります。

- 透析療法の継続に対する不安
- 合併症の発症や病気の進行への不安
- 生活習慣の変更や制限に伴うストレス
- 将来への漠然とした不安

これらの不安に対しては、透析室スタッフとのコミュニケーションを密にし、不安な気持ちを率直に伝えることが大切です。また、同じ境遇の患者さん同士で想いを共有したり、ストレス発散の方法をみつけたりすることも有効です。

ストレスコーピングを実践してみよう

ストレス発散の方法は、「ストレスコーピング」といい、人によって得意とするストレスコーピング方法は異なります。一度紙に書き出してみる、または人に話してみることはとくにおすすめできます。自分のストレスコーピングをみつけ、上手にストレスを発散しましょう。

不安な気持ちがあれば透析室スタッフに伝えてください

不安が強く、日常生活へ支障を来している場合には、主治医や透析室の医療スタッフに相談し、心療内科や精神科への受診も検討しましょう。また、専門的なカウンセリングを受けることで、不安の軽減につながることもあります。透析療法は長期にわたる過程ですが、適切な心理的サポートを受けることも検討しましょう。

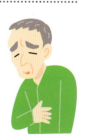

気分が落ち込むとき

たけお内科クリニック からだと心の診療所 院長　**大武 陽一**（おおたけ・よういち）

気分が落ち込む要因

透析療法を受けている患者さんのなかには、さまざまな要因から気分の落ち込みを経験する人が少なくありません。おもな原因としては次のようなものが挙げられます。

- 透析療法の継続に伴う心身の負担
- 食事や水分制限などの生活上の制約
- 仕事や社会活動への影響
- 先行きへの不安や絶望感

これらの要因から、抑うつ状態やうつ病を発症する患者さんも多いことが知られています。実際、透析患者さんの約10人に1人が、うつ病や抑うつ状態を経験したという調査結果もあります。

周囲に気持ちを打ち明け、支援を求めることも重要

気分の落ち込みが続く場合は、一人で抱え込まずに周囲の支援を求めることが大切です。家族や友人、医療スタッフに気持ちを打ち明け、サポートを受けましょう。また、カウンセリングや専門家の受診も有効な方法です。

日々の生活のなかで、ストレス発散の方法をみつけることも重要です。軽い運動やリラクセーション、趣味の時間をもつなど、自分なりのストレス対策を心がけましょう。

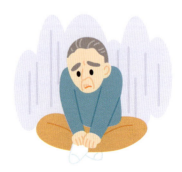

こんな お悩み ありませんか？

①医療事故の風評被害による **信頼失墜**は避けたい！

②**認知機能低下の患者**も受け入れて行かないと・・・でも看護師はこれ以上増やせないし・・・

③**学会の改善提言**はあるが、当院の**抜針対策**はまだやっていないな。抜針事故を**未然に防止**できる方法は無いのか？

①あの患者さんなら大丈夫だと思ったのに、危険にさらしてしまった・・・ご家族になんて説明したらいいの・・・

②これ以上、巡回を増やせないよ・・・

③あの患者さんの穿刺は難しいのに、また穿刺しなきゃ・・・

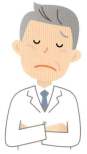
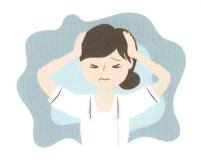

そんなときは…
抜去アラート® を
ご提案します！

抜針に至る前の**不穏な行動**を察知できるので

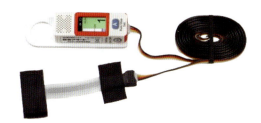

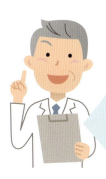

大事故に至らず未然に防げた。無事故が続けられて評判も良い。

看護師は本来の**業務に専念**できた。

この方法なら**事前に察知**できるので、当院の**抜針対策**はこれでいこう。

最近、この患者さんは不安な気がする。念のため付けておこう。

不安が減って業務に専念できそう。

巡回を増やさなくても機器が見守ってくれるので、安心できる。

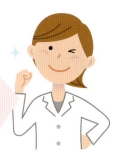

透析現場の「いざ」や「まさか」を回避します！

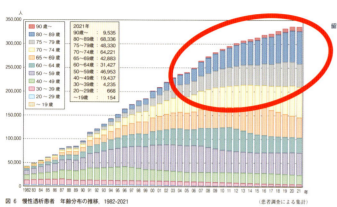

慢性透析患者 年齢分布の推移（高齢者患者の割合が年々増加している）
出所：わが国の慢性透析療法の現況（2022年12月31日現在）

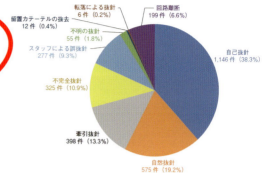

抜針事故・回路離断事故の内訳
出所：安藤亮一「2021年透析医療事故と医療安全に関する調査から」

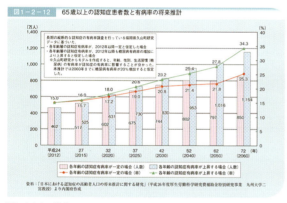

認知症患者の推移
出所：内閣府 平成28年版高齢社会白書（概要版）

**抜去アラート®は
抜針される前に検知！
音と光で知らせます！**

 ピピピピ…

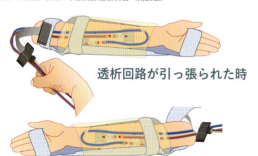

透析回路が引っ張られた時

固定部が外された時

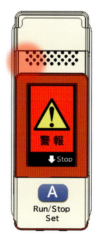

製品ページ

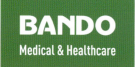

お問い合わせ
バンドー化学株式会社
新事業推進センター　営業部
〒650-0047　神戸市中央区港島南町4丁目6番6号
電話：078-304-2024
E-mail: c-stretch@bandogrp.com

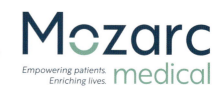

第5章

食事指導

1

低栄養の予防・対策

浜松医科大学医学部附属病院 栄養部 主任管理栄養士　**位田 文香**（いんでん・あやか）
浜松医科大学医学部附属病院 血液浄化療法部 部長／病院教授／栄養部 部長　**加藤 明彦**（かとう・あきひこ）

透析患者は低栄養になりやすい

　血液透析（hemodialysis；HD）患者の低栄養の特徴として、栄養摂取量の少ない飢餓状態のような低栄養とは異なり、炎症が関与していることが挙げられます。HD患者の低栄養では、インターロイキンや腫瘍壊死因子-α（tumor necrosis factor-α；TNF-α）などの炎症性サイトカインの影響によって異化亢進が生じており、慢性炎症や動脈硬化性疾患が合併しやすく、心血管疾患（cardiovascular disease；CVD）や死亡が発生しやすくなります[1]。この病態はMIA（malnutrition inflammation atherosclerosis）症候群とよばれています。

たんぱく質・エネルギー消耗状態（PEW）

定義

　透析患者の低栄養は、筋肉や脂肪などのたんぱく質やエネルギー貯蔵が減少している状態で、「たんぱく質・エネルギー消耗状態（protein-energy wasting；PEW）」と定義されています。PEWの診断基準には、①低アルブミン（Alb）血症などの生化学検査の異常、②体格の評価、③筋肉量の低下、④食事摂取量の低下が含まれています **表1** [2]。

なぜPEWになるのか

　PEWになる原因として、必要な栄養（おもにエネルギーとたんぱく質）が摂取できていないことが考えられます。それには次のような背景があると予想されます。

■食事療法を理解していない

　栄養食事指導が実施されていても、患者や調理者の理解が不十分で、誤った食事療法が行われている可能性があります。とくに「透析患者も朝食に良質なたんぱく質（例：肉類、

表1 PEW の診断基準（文献2を参考に作成）

項目	条件
血液生化学	血清アルブミン値＜ 3.8g/dL 血清プレアルブミン値（トランスサイレチン）＜ 30mg/dL（維持透析患者のみ） 血清コレステロール値＜ 100mg/dL
体格	BMI ＜ 23kg/m² 体重減少（減量をせず）3 か月で 5％、6 か月で 10％ 体脂肪率＜ 10％
筋肉量	筋肉量の減少／ 3 か月で 5％、6 か月で 10％ 上腕筋周囲面積の減少（基準値の 50 パーセンタイルより 10％の減少） クレアチニン（Cr）産生速度
食事摂取量	食事療法をしない状況でたんぱく質摂取量が＜ 0.8g/kg/ 日が 2 か月以上（維持透析患者） ＜ 0.6g/kg/ 日（ステージ G2 ～ 5 の CKD） 食事療法をしない状況でエネルギー摂取量が＜ 25kcal/kg/ 日が少なくとも 2 か月以上

診断基準には四つの項目があり、各項目にはそれぞれ条件がある。条件を一つ以上満たす項目が三つ以上存在した場合、PEW と診断される。

魚類、卵、だいず製品）をしっかりととる」「透析中はアミノ酸、水溶性ビタミン類、亜鉛などが排液中へ喪失するため、透析前後に食事をしっかりととる」「レトルト食品や加工食品に含まれるリン（P）やカリウム（K）は消化管での吸収率が 90％以上と高いため、可能な限り控える」「透析患者では食物繊維の摂取量が少ないが、食物繊維をとることで便通が改善し、高カリウム血症の予防につながる」などの説明が有用です。

■ 味覚異常

透析患者は健常な人と比べて味覚異常の頻度が高く、多くが味覚閾値の上昇による味覚低下といわれています。透析患者の味覚低下の原因は、透析による味覚支配神経の伝達障害、亜鉛欠乏や口腔乾燥に伴う味蕾の障害など、種々の要因が複合的に作用しています[3]。

■ 口腔内環境

唾液を分泌している唾液腺の萎縮や、経口薬の副作用によって唾液の分泌量が低下し、口腔乾燥になりやすいとされています。

■ 腸内細菌叢の変化

腸内細菌叢と宿主臓器には密接な関係があり、腎臓と腸内細菌叢は相互に影響を及ぼし合うことから「腎腸相関」とよばれています。透析患者において、腸内細菌叢を構成する細菌種や細菌数が減少することによって細菌叢の多様性が低下した状態（dysbiosis［ディスバイオシス］）を起こしていることが報告されています[4]。腸内細菌叢は尿毒素の産生と関連しているといわれ、尿毒症に伴う食欲低下にもつながると考えられます。

■ **慢性的な炎症**

炎症性サイトカインが活性化することで、食欲をコントロールするホルモン（レプチン）の分泌が抑制され、食欲が低下します。

■ **加齢**

高齢になると、嚥下機能が低下して食事が食べにくくなるため、次第に1回の食事量が減少し、これが続くことで食欲に影響を及ぼす場合があります。味やにおいを感じるセンサーが鈍くなることも食欲低下の一因と考えられます。

■ **運動量や活動量の低下**

運動不足や身体活動量の減少のために空腹感を得られず、食欲が低下するケースがあります。さらに、筋肉量や筋力も減って体を動かすことが億劫になり、いっそう食欲不振を招くことにつながります。

■ **認知症**

認知症によって「食事に手をつけない」「食事を吐き出す」「注意が散漫になり食事が中断する」「食事を口の中にためこみなかなか飲み込まない」などの食行動が起こります。これらのために栄養摂取量が減少し、低栄養状態になることが予想されます。

■ **うつ病**

生活の制限や病気の不安などから、気分が落ち込む透析患者もいます。抑うつ状態によって食欲低下を来し、栄養摂取量が減少することが考えられます。

低栄養にならないための予防・対策

栄養状態の評価・介入

低栄養の予防と対策として早期に栄養スクリーニングを行い、次に低栄養診断を実施します。一般的に、栄養スクリーニングツールはどのような施設でも、誰でも簡単にでき、かつ栄養リスク症例を見出せる検証済みのツール、例えばMUST（malnutrition universal screening tool）やNRS-2002（nutritional risk screening-2002）、MNA®-SF（mini nutritional assessment short-form）などが適しています。これらを用いて「栄養リスクあり」と判定された患者に低栄養診断をします。

低栄養と栄養診断した場合には、積極的な栄養介入を行います。定期的な再評価を実施し、栄養状態が改善しなかった場合は、栄養管理の見直しをして再計画を行います。

透析患者の栄養状態の評価

■ NRI-JH

日本人の透析患者の栄養状態を評価するツールとして、日本透析医学会ではNRI-JH（nutritional risk index for Japanese hemodialysis patients）を開発しています。体格指数（body mass index；BMI）、血清アルブミン値、血清クレアチニン値、血清総コレステロール値の4項目から構成され、合計スコアによって「低リスク（0～7点）」「中間リスク（8～10点）」「高リスク（11点以上）」に分類されます **表2** [5]。中リスクと高リスクに該当した場合は、栄養介入が必要です。

■ 血清アルブミン値

血清アルブミン値はこれまで栄養評価の指標として考えられてきました。前述したPEWの診断にも用いられています。しかし、2012年の米国静脈経腸栄養学会（American society for parenteral and enteral nutrition；ASPEN）と米国栄養士会（Academy of nutrition and dietetics；AND）共同の報告のなかでは、「血清アルブミン値は炎症の重症度を反映する指標ではあるが栄養状態を示す指標ではない」とされています[6]。この報告では、栄

表2 NRI-JHの計算方法（文献5より転載）

項目	スコア
BMI	20.0kg/m^2 未満　3点 20.0kg/m^2 以上　0点
血清アルブミン	**BCG法で測定している場合** 65歳未満：3.7g/dL 未満　4点、3.7g/dL 以上　0点 65歳以上：3.5g/dL 未満　4点、3.5g/dL 以上　0点 **BCP改良法で測定している場合** 65歳未満：3.4g/dL 未満　4点、3.4g/dL 以上　0点 65歳以上：3.2g/dL 未満　4点、3.2g/dL 以上　0点
血清クレアチニン	**男性** 65歳未満：11.6mg/dL 未満　4点、11.6mg/dL 以上　0点 65歳以上：9.7mg/dL 未満　4点、9.7mg/dL 以上　0点 **女性** 65歳未満：9.7mg/dL 未満　4点、9.7mg/dL 以上　0点 65歳以上：8.0mg/dL 未満　4点、8.0mg/dL 以上　0点
血清総コレステロール	130mg/dL 未満　　　　　　1点 130以上220mg/dL 未満　0点 220mg/dL 以上　　　　　　2点

各スコアの合計を計算し、3群にカテゴリー化する。
0～7点：低リスク、8～10点：中間リスク、11点以上：高リスク
BMIは透析後の体重，生化学検査は透析前値を使用する。

表3 CKDステージによる食事療法基準（文献7より転載）

ステージ 5D	エネルギー (kcal/kgBW/日)	たんぱく質 (g/kgBW/日)	食塩 (g/日)	水分	カリウム (mg/日)	リン (mg/日)
血液透析（週3回）	30〜35[注1、2]	0.9〜1.2[注1]	<6[注3]	できるだけ少なく	≦2,000	≦たんぱく質(g) ×15
腹膜透析	30〜35[注1、2、4]	0.9〜1.2[注1]	PD除水量(L) ×7.5＋尿量(L) ×5	PD除水量＋尿量	制限なし[注5]	≦たんぱく質(g) ×15

注1）体重は基本的に標準体重（BMI＝22）を用いる。
注2）性別、年齢、合併症、身体活動度により異なる。
注3）尿量、身体活動度、体格、栄養状態、透析間体重増加を考慮して適宜調整する。
注4）腹膜吸収ブドウ糖からのエネルギー分を差し引く。
注5）高カリウム血症を認める場合には血液透析同様に制限する。

養失調の診断に推奨される所見として、「エネルギー摂取量不足」「体重減少」「皮下脂肪減少」「筋肉量低下」「浮腫」「握力低下」を挙げていますが、血清アルブミン値は栄養状態と相関しないとされ、含まれていません[6]。あくまでも、炎症をみる値であることを念頭に置いておく必要があります。

栄養状態を維持するために

栄養状態を維持するには、適切なエネルギーとたんぱく質を摂取することが重要です **表3**[7]。通常、エネルギーは30〜35kcal/kg BW/日とし、たんぱく質は0.9〜1.2g/kg BW/日とします。食事のみで必要量を確保することがむずかしい場合には、1回100〜200kcal程度の補食を考慮します。一方で、補食のとりすぎは肥満や高血糖、脂質異常症などにつながるおそれもあるため、注意が必要です。

嚥下機能が低下している場合には、嚥下機能のレベルに合わせて、飲み込みやすいように形態やとろみ、食塊のまとまりやすさなどを調整した嚥下調整食を考慮します。嚥下調整食では、おかゆなどの加水して軟らかくする調理方法が多く、総水分量が多くなるので、適宜調整が必要です。例えば、汁ものやとろみ飲料を除き、代わりに栄養補助食品のゼリーなどを用いる、油脂を利用するなどして、少ない加水で軟らかくする工夫をします。

引用・参考文献

1) 神田英一郎. 透析患者の低栄養. 日本腎臓学会誌. 61 (5), 2019, 590-5.

2) Fouque D, et al. A proposed nomenclature and diagnostic criteria for protein energy wasting in acute and chronic kidney. disease. Kidney, Int. 2008, 73, 391-8.

3) 田中彰. 味覚障害：その実態. 臨牀透析. 36 (1), 2020, 29-36.

4) Hobby, GP. et al. Chronic kidney disease and the gut microbiome. Am. J. Physiol. Renal. Physiol. 316 (6), 2019, F1211-7.

5) 加藤明彦. 透析患者の Protein-energy wasting, サルコペニア, フレイルに関する最近の話題. 日本透析医学会雑誌. 55 (6), 2022, 349-55.

6) White, JV. et al. Consensus statement : Academy of Nutrition and Dietetics and American Society for Parenteral and Enteral Nutrition : characteristics recommended for the identification and documentation of adult malnutrition (undernutrition). JPEN. J. Parenter. Enteral Nutr. 36 (3), 2012, 275-83.

7) 日本腎臓学会編. 慢性腎臓病に対する食事療法基準2014年版. 東京, 東京医学社, 2014, 2.

MEMO

適切な1日のエネルギー量

浜松医科大学医学部附属病院 栄養部 主任管理栄養士　位田 文香（いんでん・あやか）
浜松医科大学医学部附属病院 血液浄化療法部 部長／病院教授／栄養部 部長　加藤 明彦（かとう・あきひこ）

● エネルギーが不足するとどうなるの？

　長期にわたり、食欲不振などで摂取するエネルギー量が不足すると、体の脂肪やたんぱく質がエネルギーとして使われます。すると、痩せて筋肉が減ることで疲れやすくなるなど、栄養状態の悪化につながります。

● 適切なエネルギー量ってどれくらい？

　基本的に、標準体重（kg）×30〜35kcal が適切な1日のエネルギー量とされています。標準体重は「身長（m）×身長（m）×22」で求めます 図1 図2 。

　必要なエネルギー量は性別や年齢、合併症、身体活動量などによって異なるため、個人差があります。基本的には体重（ドライウエイト［DW］）の変化を観察して、体重が減ったり増えたりするようであれば、食事内容を調節しましょう。

標準体重
　1.6 × 1.6 × 22 ＝ 56.3kg
適切な1日のエネルギー量
　56.3 × 30 〜 35kcal ＝ 1,689 〜 1,970kcal

> 腹膜透析（PD）患者さんは、透析液中のブドウ糖が吸収されて補充されるエネルギーを含むため、その分を引き算する

図1 身長160cmの人の適切なエネルギー量

標準体重
　身長 ⬜ m ×身長 ⬜ m × 22 ＝ ⬜ kg
適切な1日のエネルギー量
　標準体重 ⬜ kg × 30 〜 35kcal ＝ ⬜ 〜 ⬜ kcal

図2 あなたの適切なエネルギー量は？

エネルギーを増やす工夫

浜松医科大学医学部附属病院 栄養部 主任管理栄養士　**位田 文香**（いんでん・あやか）
浜松医科大学医学部附属病院 血液浄化療法部 部長／病院教授／栄養部 部長　**加藤 明彦**（かとう・あきひこ）

● 調理方法で増やす

「食材は食べやすい硬さや大きさにする」「好きな食材を使用する」「好きな味つけにする」「揚げものや炒めもののように油を使った調理法にする」など食材や形態、調理法を変えて 表1 、エネルギー摂取量の増加を図ります。

● 補食で増やす

補食（間食）とは、食事のみでは不足する栄養素を補給することです。透析患者さんは、慢性的な炎症などが原因で、低栄養になるリスクが高いといわれています。「食欲がない状態が続く」「食事量が減少した」「ドライウエイト（DW）が減っている」などがある場合、栄養不足の可能性があるので積極的に補食をとってください。

補食は100〜200kcal程度が目安です 表2 。ただし、糖尿病や脂質異常症がある人は主治医と相談しましょう。

● MCTオイルを使用する

MCT（中鎖脂肪酸油 [medium-chain triglyceride]）オイルは、脂肪酸の長さが一般的な油（長鎖脂肪酸油 [long-chain triglyceride；LCT]）の約半分で、すばやく消化・吸収され、すぐにエネルギーになりやすいという特長があります。MCTオイルは透明で味やにおいが少なく、小さじ1杯（4.6g）使用すれば約40kcalエネルギーアップできます。ご飯やおかゆに混ぜる、マヨネーズやドレッシングに混ぜる、炒めものにかけるなどの方法で取り入れてください。

表1 調理方法とエネルギー量の比較

食材	とりもも肉80g	
調理方法	揚げる（とりからあげ）	260kcal
	炒める（とりとたまねぎの炒め物）	240kcal
	煮る（とりとだいこんの煮物）	200kcal
	蒸す（蒸しどり）	170kcal
	焼く（とり照り焼き）	160kcal

表2 補食（100〜200kcal）の例

- クッキー（2枚）
- プリン（1個）
- 焼き菓子（マドレーヌなど）（1個）
- バウムクーヘン（1/8切れ）
- まんじゅう（1個）
- 栄養補助食品ゼリー（1個）

透析ケア　2024年 冬季増刊

エネルギーを減らす工夫

浜松医科大学医学部附属病院 栄養部 主任管理栄養士　**位田 文香**（いんでん・あやか）
浜松医科大学医学部附属病院 血液浄化療法部 部長／病院教授／栄養部 部長　**加藤 明彦**（かとう・あきひこ）

　栄養をとることは大切ですが、食べすぎには注意が必要です。さまざまな工夫によって、エネルギーを減らすことができます。

●調理方法を変える

　蒸す・焼くなど、油を減らす調理法にします。

●肉の部位を変える

　肉は部位によってエネルギー量が異なります。生80gのエネルギー量を見ると、ぶた肉では、ロースは210kcal、バラは310kcalですが、ももなら145kcal、ヒレなら90kcalです。とり肉であれば皮つきももは160kcal、皮つきむねは150kcalですが、皮なしももなら90kcal、皮なしむねなら85kcalです。

●ご飯に混ぜる

　こんにゃく粉入りの米粒状加工食品があります。米と混ぜて炊くだけで、ふつうの米飯と比較し、約30％もエネルギーダウンできます。

●パンに塗るものを変える

　パンに塗るものとして、バター（10g、70kcal）やマーガリン（10g、72kcal）、ピーナッツバター（10g、60kcal）があります。これらをはちみつ（15g、40kcal）やジャム（15g、30kcal）に変えることでエネルギー量を減らせます。

●ドレッシングを変える

　オイルドレッシング（15g、60ckal）をノンオイルドレッシング（15g、8kcal）に、マヨネーズ（15g、100kcal）をカロリーカット（ハーフ）マヨネーズ（15g、50kcal）に変更してみましょう。

●組み合わせを変える

　菓子パン＋とりからあげ＋マカロニサラダ（合計800kcal）を、おにぎり＋サラダチキン＋野菜サラダ（合計550kcal）にすることで、エネルギー量が減ります。

飲み込む力が低下している場合

浜松医科大学医学部附属病院 栄養部 主任管理栄養士　**位田 文香**（いんでん・あやか）
浜松医科大学医学部附属病院 血液浄化療法部 部長／病院教授／栄養部 部長　**加藤 明彦**（かとう・あきひこ）

●飲み込む力が低下すると

健常な人は「誤嚥をすればむせる」という反応が起こりますが、嚥下障害の患者さんのなかには「誤嚥してもむせない」人がいます。加齢などにより、気管を含む喉の感覚が低下することで、気管内に食べ物や水分が侵入しても咳やむせがない誤嚥のことを、不顕性誤嚥といいます。誤嚥は誤嚥性肺炎をひき起こす原因にもなります。

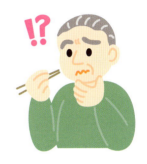

●飲み込みやすくするポイント

飲み込む力が弱くなってきたら、少量ずつよくかんで食べるようにしましょう。また、次のように切り方や調理法を工夫したり、とろみをつけたり、水分を補ったりしてください。

- パサパサした食感のものは適度な水分を含ませる

    例：パン……フレンチトースト、パンがゆ

    　　揚げもの……揚げ煮

    　　焼き魚……魚あんかけ

- たれ、あん、和え衣などでまとまりやすくしてばらけるのを防ぐ

    例：白和え、おろし和え、とろみ煮

- 汁物や飲み物はとろみをつける

    例：とろみ調整食品を利用する

    　　料理の場合はとろみ調整食品もしくはかたくり粉でとろみをつける

- 食材は小さく、薄く食べやすい大きさにする

    例：フードプロセッサーやミキサーを利用する

    　　一口大に切る、きざむ　　たれやあんでまとめる

2

生活指導

食支援みそら／医療法人薬師会まるき内科クリニック 管理栄養士 **瀬戸 由美**（せと・ゆみ）

体液調節と慢性腎臓病（CKD）

　われわれの体には、食塩摂取量が増えると水分摂取量を増やして体液を一定に保とうとする仕組みが備わっています。食塩（塩化ナトリウム［NaCl］）を摂取すると、血漿のナトリウム（Na）濃度が上昇して浸透圧が高まり、浸透圧受容体を介して口渇中枢を刺激して喉が渇き、飲水を促します。健康な人でも食塩の多い食事をすると水が飲みたくなるのはこのためです。

　腎臓には水分とナトリウムを排泄する機能があります。慢性腎臓病（chronic kidney disease；CKD）になると腎臓で十分に尿がつくられなくなり、水分や電解質を排泄することができなくなります。このため、体液を一定に保つことが困難になります。末期腎不全（end-stage kidney disease；ESKD）では腎臓の機能がほとんど失われてしまうため、腎代替療法（renal replacement therapy；RRT）が必要となります。維持血液透析（hemodialysis；HD）療法を受けるESKD患者（HD患者）では、定期的にHDを受けて、透析と透析のあいだに体にたまった過剰な水分を除去する必要があります。

HD患者の食塩摂取量と体重増加

　HD患者では、透析と透析のあいだにナトリウムをほとんど体外に排泄できないので、摂取した食塩量に合わせて水分を摂取します。ですから、透析と透析のあいだの体重増加量（水分増加量）から、どのくらい食塩を摂取量したかを推定することができます。

　例えば、透析後から次の透析前までの2日間で体重が2kg増加した（体内に水分が2Lたまった状態）とします。血漿ナトリウム濃度を140mEq/Lとすると、2L増加したことから、2日間で体内にナトリウムが140（mEq/L）×2（L）＝280mEq増加したことになります。食塩1gをナトリウムに換算すると17mEqですので、2日間で摂取した食塩の量は280÷17＝16gとなり、この例では1日あたり平均8gの食塩を摂取したと推定されます。このよう

に、HD患者において食塩摂取量を控えることは、体重増加量が多くなりすぎないようにするために必要です。

HD患者における体液管理の重要性

体重増加と透析

われわれは、水やジュースなどを飲む以外に、ふだんの食事に含まれている水分も知らず知らずのうちに摂取しています。このため、透析と透析のあいだで、ある程度は体重が増加します。むしろ、体重増加量が少ない透析患者は食事が十分とれていない可能性があり、注意が必要です。

体重増加量が多くなりすぎてしまうと、1回の透析で体内から大量の水分を除去しなければなりません。すると、透析中に体調が悪くなったり、血圧の低下を招くことになったりするので、体重増加量が多くなり過ぎないようにすることは、HDを安定して継続するために大切です。

体重増加と合併症

体重増加量が多くなりすぎるとさまざまな合併症の発症につながることが知られています。体に水分がたまった状態では循環する血液量も多くなるため、心臓はふだんよりも圧をかけて血液を送り出さなくてはならなくなり、血圧が高くなります。高血圧が動脈硬化につながったり、体内の水分が浮腫や胸水、腹水を招いたりします。日本透析医学会の統計調査委員会の結果から、体重増加量が多くなるにしたがって生命予後が低下することがわかっています 図 [1]。

HD患者の食塩と水分の摂取基準

『慢性腎臓病に対する食事療法基準2014年版』では、透析患者の「1日あたりの食塩摂取量は6g」「水分はできるだけ少なく」とされています[2]。その後、「透析患者は特殊な病態であるため、1日あたりの食塩摂取量を6g未満を原則とするが、尿量、身体活動、体格、栄養状態、透析間体重増加を考慮して適宜調整する」という注釈が加えられました。透析患者の生活背景は違いますので、個々の患者に合わせた食塩摂取量を考えなくてはなりません。

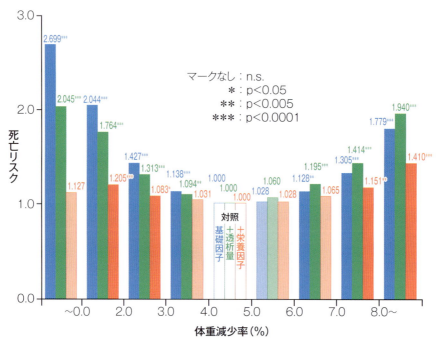

図 体重減少率と生命予後（文献1を参考に作成）

HD患者に対する減塩指導の実践

定期的な指導が効果的

　ほとんどの患者は、食塩の摂取基準を参考に料理を毎日つくるということはしていないと思います。このため、減塩指導では食塩摂取量1日あたり6gをさまざまな場面の食事や料理に置き換えて、味つけや食べ方を工夫できるようにすることや、料理の選び方を変えて食塩摂取量を調節できるようになることが大切です。透析室スタッフが体重増加量とともに食事内容を確認し、定期的に減塩指導を行うと効果的です。

食習慣の確認が有効

　患者特有の食習慣なども考慮するとよいでしょう。例えば、スーパーマーケットやコンビニエンスストアの利用が多い患者には、総菜や弁当には食塩相当量が表示されているので、その表示内容を確認して選択することを指導します。また、ふだんの食事の様子を聞き取り、早食いの癖がある患者には、食事量が多いために薄味でも食塩量が多くなっていることを説明します。これらのような指導も、減塩指導の効果を高めることにつながります。

表1 減塩の工夫

調味料	選び方	・減塩タイプを選ぶ ・成分表示を確認して選ぶ ・ノンオイル・低エネルギーに注意する （食塩が多く含まれている傾向にある）
	使い方	・小皿に入れて使う ・味見してから使う
食品	漬けもの	・できるだけ控える ・食べる量や頻度を減らす
	加工食品	できるだけ利用を控える
料理・調理	汁もの	・1日1食にする ・具を多くして、汁を少なくする
	煮もの	多く食べないようにする （うす味でも食塩摂取量が多くなりやすい）
	焼きもの	下味を控えめにする （できるだけ食べるときに調味する）
	炒めもの	味つけはできるだけ最後に行う （食材の表面のみに味つけをする）
内食	総菜・弁当	・食品表示を確認する ・食塩相当量の少ないものを選ぶ
外食	めん類	・できるだけ控える ・つけ汁で食べるめん類を選ぶ ・つけ汁につけるめんの量は少なくする
	丼もの	・たれがごはんにしみこむ形態の料理を控える ・牛皿、天ぷらなどの定食を選ぶ
	定食	定食の漬けもの・汁ものを残す

表2 水分摂取の注意点と水分補給の工夫

水分摂取の注意点	豆腐	水分を多く含む
	くだもの類	・水分を多く含む ・甘いものは喉が渇きやすい ・カリウム摂取量の増加に注意する
	ジュース・アイス類	・水分を多く含む ・甘いものは喉が渇きやすい
	ヨーグルト・牛乳など	・水分を多く含む ・リン（P）摂取量の増加に注意する
	汁もの	汁を全部飲まないように気をつける
水分補給の工夫	酸味を加える	口の中がさっぱりする
	冷たくする	一度に飲めないので満足感がある
	氷を入れる	徐々に解けるので少量ずつ水分を補給できる

減塩以外の部分にも要注意

食塩制限ができていても体重増加量が多すぎる患者もいます。

例えば、「昔はくだものなんて食べなかったけれど、透析がはじまってからくだものを多く食べるようになった」という患者がいました。話を聞くと、透析療法の導入によって水分の摂取を制限するように言われ、水を飲まないように気をつけていましたが、代わりに水分が多く含まれているくだものや野菜を多く摂取していたことがわかりました。

野菜やくだものを多く食べると、カリウム（K）の摂取量が増えてしまうことや、甘いくだものを食べたあとに逆に喉が渇いてしまい、余計に水分がほしくなることがあります。このように、減塩指導と併せて水分が多い食品や気をつける食べ物についても説明するとよいでしょう。比較的取り組みやすい食塩と水分の摂取を控えるための注意点の工夫 表1 表2 をまとめましたので、参考にしてください。

引用・参考文献

1) 日本透析医学会. 図説 わが国の慢性透析療法の現況（2009年12月31日現在）.（https://docs.jsdt.or.jp/overview/pdf2010/2009all.pdf, 2024年10月閲覧）.

2) 日本腎臓学会. 慢性腎臓病に対する食事療法基準2014年版. 東京, 東京医学社, 2014, 48p.

食塩と体液の関係

食支援みそら／医療法人薬師会まるき内科クリニック 管理栄養士　**瀬戸 由美**（せと・ゆみ）

●体重はどうして増えるの？

腎臓には体内の水分とナトリウム（Na）を調節する機能があります。しかし、血液透析（HD）を受けている人は、体にたまった水分とナトリウムを透析で除去します。食塩（塩化ナトリウム）を多くとると、体内にナトリウムがたまってしまい、喉が渇き、水を多く飲みたくなります。このため、透析と透析のあいだに体内の水分が増え、体重が増加します。

●どうして喉が渇くの？

われわれの体には、体液のナトリウム濃度を一定に保つための仕組みがあります 図1 。食塩を多くとると、脳の口渇中枢が刺激されて「水分をとるように！」という命令を出します。すると、喉が渇いたと感じ、水分を多く飲みたくなります。

腎機能が正常であれば、ナトリウムを尿中に排出することで喉の渇きは収まります。ですが、透析患者さんでは腎臓がほとんど機能してないため、ナトリウムや水分を体内に排出できません。そのため、健康な人よりも喉が渇いてしまいます 図2 。

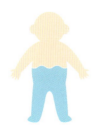

- 食べた食塩は血液に溶け全身に運ばれる
- 体液は薄い塩水（0.9%濃度）
- 体の60〜65%が水分

図1 体内の水と食塩

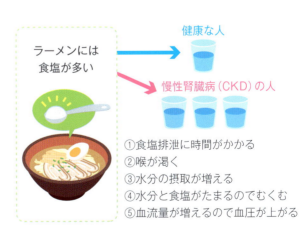

①食塩排泄に時間がかかる
②喉が渇く
③水分の摂取が増える
④水分と食塩がたまるのでむくむ
⑤血流量が増えるので血圧が上がる

図2 ラーメンを食べるとなぜ喉が渇くのか？

減塩の工夫

食支援みそら／医療法人薬師会まるき内科クリニック 管理栄養士 **瀬戸 由美**（せと・ゆみ）

食塩摂取を控えるためには、うす味に慣れる必要があります。一方で、うす味でもおいしく感じられるよう、以下のような「調理の工夫」も大切です。

● **調理の工夫**

- 旬の新鮮な食材を使い、素材の風味をいかす
- だしを上手に使い、旨味をいかす
- カレー粉やこしょうなどの香辛料を効かせる
- ねぎやしょうがなど香味野菜を利用する
- レモンや酢などの酸味を料理に取り入れる
- 減塩商品を上手に使う
- 食品表示を見る癖をつける

また、食塩は調味料 表 からの摂取が全体の約7割を占めているといわれています。使い過ぎに注意しましょう。

表 食塩1gに相当する調味料

調味料	重量	目安量
こいくちしょうゆ	6g	小さじ1杯
減塩しょうゆ	12g	小さじ2杯
甘みそ	20g	大さじ1杯強
淡色からみそ	10g	大さじ1/2杯強
減塩みそ	16g	大さじ1杯
ウスターソース	13g	大さじ1杯弱
とんかつソース	20g	大さじ1と1/3杯
トマトケチャップ	30g	大さじ1と2/3杯
マヨネーズ	40g	大さじ3杯弱

透析と水分摂取

食支援みそら／医療法人薬師会まるき内科クリニック 管理栄養士　**瀬戸 由美**（せと・ゆみ）

●透析で体内の水分を除水する

血液透析（HD）療法を開始すると、徐々に尿量が減ってきます。水分摂取量と尿量の差が体重増加となり、透析と透析のあいだに体内にたまった水分を、透析によって除去（除水）する必要があります。

●体重はどのくらいまで増加していいの？

1回の透析で除水できる量は1回あたり体重の3〜5％以内とされています。透析間体重増加率（透析前体重とドライウエイト［DW］から算出）の目標は6％未満です。例えば50kgの患者さんでは、1.5〜2.5kgです。

【透析間体重増加率の計算式】

$$透析間体重増加率（\%） = \frac{透析前体重[kg] - ドライウエイト[kg]}{ドライウエイト[kg]} \times 100$$

●体重が増えすぎると体の負担も増える

透析と透析のあいだに体重が増加し過ぎると、1回の透析で除水する量が多くなるため、急激に体液量が減少し、不均衡症候群とよばれる体調不良や血圧低下などが起こり、体への負担も大きくなります。

無理なく透析療法を継続するためには、食塩摂取量を減らし、体重が増加しすぎないようにすることが大切です。

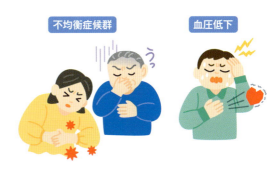

喉の渇きへの対策

食支援みそら／医療法人薬師会まるき内科クリニック 管理栄養士　**瀬戸 由美**（せと・ゆみ）

●水分をとり過ぎるとどうなる？

　血液透析（HD）患者さんが水分をとりすぎると、体内に水分がたまり、体重が増加してしまいます。透析間体重増加率が6％以上になると、体にたまった水分を透析時間内に除去することがむずかしくなり、場合によっては透析時間を延長しなくてはなりません。

　さらに、水分をとりすぎると1週間のうちにドライウエイト（DW）まで除水することができなくなり、つねに水分が体のなかにたまった状態となってしまいます。いずれにしても、水分のとりすぎによって体重が増加しすぎると、透析がつらくなりますし、さまざまな合併症のリスクも高まってきます。

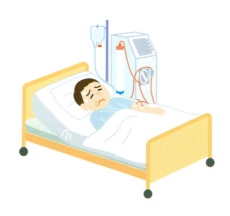

●どうしても喉が渇いたら

　透析患者さんは水分制限を必要としますが、食塩摂取量を抑えても、尿毒素などの影響によって喉の渇きを感じることがあります。

　どうしても喉が渇いたときのキーワードは「冷たいもの」です。冷たくした水や氷を口に入れてみてください。一気に飲んだり食べたりすることができませんので、常温のものよりも少ない量で満足感を得られますし、口の中がさっぱりして気持ちよく感じられます。

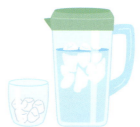

3

低リン血症・高リン血症

医療法人社団仁明会おさふねクリニック 栄養科 顧問　**市川 和子**（いちかわ・かずこ）

リンの基本知識

リンの代謝

リン（P）は成人の体内に最大で800g存在し、その約80％がリン酸カルシウム、リン酸マグネシウムとして、骨や歯の構成成分となっています。残りは、14％が筋肉などの軟組織や細胞膜に、1％が細胞外液に存在しています。

健常な人では、リンはリン酸として十二指腸や回腸、大腸などで吸収され、そのほとんどが最終的に尿中に排泄されます。腸管での吸収はビタミンDによって促進され、カルシウム（Ca）、マグネシウム（Mg）によって抑制されます。また、消化管で吸収される一方で、消化管液としても分泌されるため、みかけの吸収率は成人で60～70％と見積もられています。生体内のリン酸濃度は、副甲状腺ホルモン（parathyroid hormone；PTH）などのはたらきによって、腎臓からの再吸収や、骨への沈着と骨から血液中への溶出を制御することで、一定に保たれています。

リンのはたらき

リンは骨や歯の正常な発達に不可欠な成分で、カルシウムとともにハイドロキシアパタイトとして骨や歯を構成しています。また、リン脂質として細胞膜の構成成分になるほか、遺伝情報を伝達するうえで重要なデオキシリボ核酸（deoxyribonucleic acid；DNA）やリボ核酸（ribonucleic acid；RNA）、生体内でのエネルギー貯蔵物質である高エネルギーリン酸化合物（アデノシン三リン酸 [adenosine triphosphate；ATP]）、リン蛋白質など、生体内で重要な成分の構成要素として、さまざまな代謝反応に関与しています。そのほか、体液の酸とアルカリのバランスや浸透圧の調節、心臓や腎臓の機能の維持、神経伝達などにも関与しています。

血清リン値の目標値は3.5～6.0mg/dLとされています[1]。

透析ケア　2024年 冬季増刊　**245**

リンのバランス

高リン血症

透析患者では、腸管から吸収されたリンが尿中に排泄できなくなり、高リン血症をひき起こすようになります。血清リン値が高値になると体内でさまざまな変化を生じます。高リン血症になると、PTHが過剰に分泌され、骨からカルシウムが溶け出して骨が脆くなります（骨粗鬆症）。溶け出したカルシウムはリン酸カルシウムとなって骨以外の臓器や血管、関節などに沈着し、痛みや炎症をひき起こします。これを、異所性石灰化といいます。「リン値×カルシウム値」が55以上で血管石灰化が進行します。また、動脈硬化も亢進するので穿刺などに悪影響が出てきます。

低リン血症

透析患者でも、まれに低リン血症を来すことがあります。著しい摂食障害や低栄養状態を来した場合、リン吸着薬の服用が過剰になった場合などで遭遇することがあります。

リンを減らすために

有機リンと無機リンを知る

リンには、もともと食品に含まれている有機リンと、食品添加物として使用される無機リンがあります 表1。無機リンは有機リンに比べて吸収しやすく、あらゆる加工食品に含まれています 図1。加工食品の摂取量が多くなると、知らないうちにリンの過剰摂取につながります。

摂取を控える食品を知る

■ 高たんぱくな食品を控える

たんぱく質とリン含有量には正の相関があり、必要以上にたんぱく質を多くとると高リン血症を誘発してしまいます 図2 [2]。日本透析医学会では、たんぱく質とリンの関係は「たんぱく質（g）×15mg＝リン量（mg）」と算出し、リン摂取量は1日800mg以下を目安とするよう示しています [1]。

表1 有機リンと無機リン

	無機リン	有機リン 動物性	有機リン 植物性
含有食品	食品添加物（加工食品、清涼飲料水など）	魚介類、肉類、卵類、乳類	穀類、いも類、豆類、種実類
吸収率	90〜100%	40〜60%	20〜40%
排泄	腸から便として約35〜40% 腎臓から尿として約60%		

リン酸ナトリウム
├ オルトリン酸塩 → 肉や魚に含まれるリン酸（ナトリウム、カリウム、カルシウム）→ 正リン酸塩
└ 重合リン酸塩 → ピロリン酸、ポリリン酸、メタリン酸 → 縮合リン酸塩

リン酸塩が添加されている食品

食品添加物（用途）	含有食品
結着剤	ハム、ソーセージ、ウインナーソーセージ
乳化剤	プロセスチーズ、チーズ食品
かん水	中華めん、ワンタンの皮
PH調整剤	練り製品（かまぼこ、竹輪、はんぺんなど）
膨張剤	ベーキングパウダー、ふくらし粉
醸造用剤	アルコール類全般
そのほか	イーストフード、ガム、栄養強化食品、缶詰など

図1 リンが含まれている食品添加物

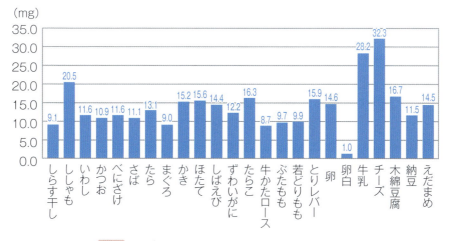

図2 たんぱく質1gあたりのリン含量（文献2を参考に作成）

表2 加工食品のたんぱく質1gあたりのリン含量（文献2を参考に作成）

焼き竹輪	16.2	ボンレスハム	18.7	中華めん（蒸）	18.9
伊達巻	14.6	ベーコン	17.8	中華めん（茹）	5.9
かにかまぼこ	12.1	魚肉ソーセージ	17.4	日本そば（茹）	16.7
つみれ	12.0	プレスハム	16.9	スパゲティ（茹）	8.8
蒸しかまぼこ	12.0	ロースハム	16.5	ビーフン（茹）	8.4
はんぺん	9.9	ウインナーソーセージ	13.2	うどん（茹）	7.8
なると	7.6	フランクフルト	13.2	プロセスチーズ	32.2
いかなごつくだ煮	27.9	ローストビーフ	9.2	クリームチーズ	10.3
金山寺みそ	18.8	生ハム	8.0	ヨーグルト	27.7

表3 食品構成（たんぱく質60g、エネルギー1,800kcal）の例

リン含有量の多い食品を選択した場合 →

リン含有量の少ない食品を選択した場合 ←

高リン（mg）	食品名	目安重量(g)	低リン（mg）
玄米（780）	主食	600	無洗米（115）
40＋種実（20）	くだもの／いも類	100／60	40
はんぺん・竹輪（140）	魚介類	50	120
ハム＋ハンバーグ（140）	肉類	50	90
全卵（90）	卵	50	卵白（6）
豆腐（50）	だいず製品	40	50
ヨーグルト＋チーズ（200）	牛乳	200	低リン乳（32）
30 顆粒かつおだし（20）	砂糖／でんぷん類ほか	20／20	30 パックだし（10）
10	油脂類	20／15	10
1,500	合計		500

＊数字はリンの含有量を示す。
＊目安重量のたんぱく質量を各食品に置き換えた際のリン含有量。ただし、これには添加リンは含まれていない。

■ 加工食品の摂取を控える

できるだけ加工食品 表2 は控え、リン含有量の少ない食品を選択することでリンの摂取量を減らすことができます 表3 。

引用・参考文献

1）日本透析医学会. 慢性透析患者の食事療法基準. 日本透析医学会雑誌. 47（5）, 2014, 287-91.
2）香川明夫監修. 八訂食品成分表2024 栄養計算ソフト・電子版付. 東京, 女子栄養大学出版部, 2024, 840p.
3）市川和子. "栄養評価と食事管理". CKD-MBD. 3rd Edition. 濱野高行ほか編. 深川雅史監修. 東京, 日本メディカルセンター, 2018, 153-8.

リンのはたらき

医療法人社団仁明会おさふねクリニック 栄養科 顧問　**市川 和子**（いちかわ・かずこ）

● **体の中のリン**

　リン（P）は成人の体内に最大で800g存在し、その約80％がリン酸カルシウム、リン酸マグネシウムとして、骨や歯の構成成分となっています。残りは、14％が筋肉などの軟組織や細胞膜に、1％が細胞外液に存在しています。血清リン値の目標値は3.5〜6.0mg/dLとされています。

● **骨や歯をつくる**

　リンは骨や歯の正常な発達に不可欠な成分で、カルシウムとともにハイドロキシアパタイトとして骨や歯を構成しています。

● **細胞膜をつくる**

　リン脂質として、細胞膜の構成成分になります。

● **さまざまな代謝反応にかかわる**

　遺伝情報を伝達するうえで重要なDNAやRNA、生体内でのエネルギー貯蔵物質である高エネルギーリン酸化合物（アデノシン三リン酸［ATP］、リン蛋白質など、生体内で重要な成分の構成要素として、さまざまな代謝反応に関与しています。

● **そのほか**

　体液の酸とアルカリのバランスや浸透圧の調節、心臓や腎臓の機能の維持、神経伝達などにも関与しています。

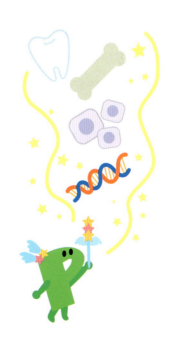

リンをとりすぎるとどうなるか

医療法人社団仁明会おさふねクリニック 栄養科 顧問　**市川 和子**（いちかわ・かずこ）

● **リンをとりすぎると高リン血症になる**

健康な人では、リン（P）はリン酸として十二指腸や回腸、大腸などで吸収され、そのほとんどが最終的に尿中に排泄されます。一方、透析患者さんでは、腸管から吸収されたリンが尿中に排泄できなくなり「高リン血症」をひき起こすようになります。

● **高リン血症になると**

高リン血症になると副甲状腺ホルモン（PTH）が過剰に分泌され、骨からカルシウム（Ca）が溶け出して骨が脆くなります（骨粗鬆症）。さらに、溶け出したカルシウムはリン酸カルシウムとなって、骨以外の臓器や血管、関節などに沈着し、痛みや炎症をひき起こします。これを異所性石灰化といいます。

● **リンは少ないほどいいの？**

リンが少なすぎる状態（低リン血症）は発作や昏睡、骨の軟化などにつながります。透析患者さんでも、著しい摂食障害や低栄養状態を来した場合や、リン吸着薬の服用が過剰になった場合などで、まれに低リン血症を来すことがあります。

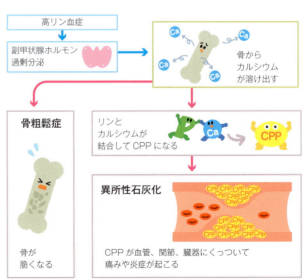

＊CPP：calciprotein particles

リンを減らす工夫

医療法人社団仁明会おさふねクリニック 栄養科 顧問　**市川 和子**（いちかわ・かずこ）

● **有機リンと無機リン**

　リン（P）には、もともと食品に含まれている「有機リン」と食品添加物として使用される「無機リン」があります。リンはさまざまな食品に含まれています。

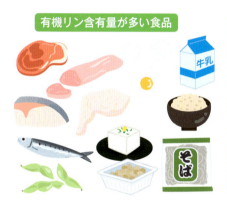

有機リン含有量が多い食品

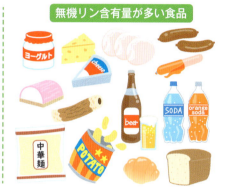

無機リン含有量が多い食品

● **有機リンを減らすには**

　たんぱく質の多い食品には多くの有機リンが含まれており、必要以上にたんぱく質を多くとると高リン血症を誘発してしまいます。たんぱく質とリンの関係は「たんぱく質（g）×15mg＝リン（mg）」となっていて、リンの摂取量は1日800mg以下が目安です。

● **無機リンを減らすには**

　無機リンは、有機リンに比べて吸収しやすく、あらゆる加工食品に含まれています。そのため、加工食品の摂取量が多くなると、知らないうちにリンを過剰摂取することになります。

　できるだけ加工食品は控え、リン含有量の少ない食品を選択しましょう。

4

低カリウム血症・高カリウム血症

医療法人社団仁明会おさふねクリニック 栄養科 顧問　**市川 和子**（いちかわ・かずこ）

カリウムの基本知識

カリウムの代謝

　カリウム（K）は成人の体内に約200g存在しています。大部分は細胞内に存在し、細胞外液に多いナトリウム（Na）と相互に作用しながら、細胞の浸透圧を維持したり、水分を保持したりするのに重要な役割を果たしています。

　摂取されたカリウムは、小腸で吸収された後に全身の組織に運ばれ、大部分が腎臓によって排泄されます。カリウム量は腎臓での再吸収の調節によって維持されており、血中のカリウム濃度は3.6〜5.0mEq/Lに保たれています。

カリウムのはたらき

　カリウムは、ナトリウムとともに細胞の浸透圧を維持しているほか、酸塩基平衡の維持や、神経刺激の伝達、心臓機能や筋肉機能の調節、細胞内の酵素反応の調節などのはたらきをしています。また、カリウムは腎臓でのナトリウムの再吸収を抑制して尿中への排泄を促進するため、血圧を下げる効果があることから、近年では高血圧の患者に対してカリウム食が推奨されています。

カリウムのバランス

低カリウム血症

　カリウムは動物性食品や植物性食品に豊富に含まれている **図1** [1] ので、通常の食事ではほとんど欠乏症はみられません。しかし、激しい嘔吐や下痢、利尿薬・降圧薬の長期使用の場合などでは、カリウムの排泄量が増して欠乏することがあります。カリウム欠乏のお

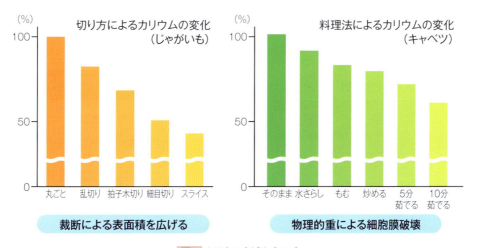

いも類		豆類・種実類		果実類	
さといも	640mg	アーモンド	770mg	アボカド	720mg
やまといも	590mg	落花生（いり）	770mg	バナナ	360mg
さつまいも	470mg	納豆	660mg	メロン	350mg
ながいも	430mg	ゆで大豆	570mg	キウイフルーツ	290mg
じゃがいも	410mg	ゆで小豆	460mg		
		ゆで栗	460mg		

野菜類		魚・肉類			
ほうれんそう	690mg	まだい	440mg	ぶたヒレ肉	410mg
こまつな	500mg	かつお	430mg	輸入牛もも肉（皮下脂肪なし）	350mg
ゆでたけのこ	470mg	さけ	380mg	とりむね肉（皮なし）	350mg
かぼちゃ	450mg	ぶり	380mg	とりもも肉（皮なし）	340mg
カリフラワー	410mg	あじ	370mg	ぶたロース肉（皮下脂肪なし）	340mg
ブロッコリー	360mg			うしかた肉（皮下脂肪なし）	330mg

図1 カリウムが多い食品の100gあたりのカリウム量（文献1を参考に作成）

図2 カリウムを減らす工夫

表1 通常野菜と低カリウム野菜のカリウム量（100gあたり）

	通常品	低カリウム品
レタス	490mg	25〜100mg
ほうれんそう	700mg	100〜200mg
水菜	480mg	80〜100mg
メロン	340mg	100mg

もな症状は、脱力感、筋力低下、食欲不振、骨格筋の麻痺などです。

高カリウム血症

　腎臓の機能が低下している場合は、カリウムの過剰摂取に注意が必要です。カリウムは大部分が尿中に排泄されますが、透析患者では無尿の人が多いため、カリウムがうまく排泄されず、高カリウム血症になります。高カリウム血症になると筋収縮が調節できなくなり、四肢のしびれ、心電図異常などの症状が現れ、重篤な場合は心停止を起こすこともあります。透析患者では、透析前カリウム値は5.5mEq/L以下が目標とされています。

カリウムを減らす工夫

　カリウムはイオン化しやすく、水に溶け出しやすいことから、食品選択のみならず調理の工夫次第で半分以下に減少させることもできます 図2 。近年では、低カリウム野菜やくだものの生産も行われています 表1 。減塩を推奨する場合には、低ナトリウムかつ高カリウムの調味料もありますので、くれぐれも成分を確認して使用するように指導しましょう 表2 。

表2 電解質含有量（1gあたり）

	精製塩	並塩	赤穂の天塩®	食卓塩（減塩）	やさしお®	ウレシオ®
ナトリウム（mg）	392	391	360	191	181	188
カリウム（mg）	0	1.6	0.4	250	273	0.4
マグネシウム（mg）	0	0.7	5.5	0	2.2	0.02
カルシウム（mg）	－	0.6	0.4	－	－	－

（各メーカーホームページ参照）

①経口でのカリウム摂取量増加
②指示されたとおりの服薬不備 } 患者本人の管理

③ミネラルコルチコイド低下
④アシドーシス
⑤腎尿細管機能低下
⑥カリウム排泄量低下
⑦降圧薬（ACE阻害薬、ARB）投与 } 医療従事者側の管理が重要！

図3 慢性腎臓病（CKD）患者における高カリウム血症の原因

表3 薬剤による血清カリウム値の変化

血清カリウム値 **上昇**	〈尿中カリウム排泄抑制〉 • レニン - アンジオテンシン（RA）系抑制薬 • ミネラルコルチコイド受容体拮抗薬（MRA） • 非ステロイド系消炎鎮痛薬（NSAIDs） 〈細胞内からのカリウム移動〉 • β遮断薬 • ジギタリス
血清カリウム値 **低下**	• 陽イオン交換樹脂 • ジルコニウムシクロケイ酸ナトリウム水和物 • ループ利尿薬 • サイアザイド利尿薬 • 甘草含有の漢方薬

＊使用頻度と効果を鑑み、おもなもののみ記載。

• 6.5mEq/L以上　　危険
• 6.4〜6.0mEq/L　要注意
• 5.9〜5.5mEq/L　やや注意　←　血清カリウム値が
• 5.4〜3.6mEq/L　安全　　　　　5.5mEq/Lを超えると
• 3.5mEq/L以下　　低カリウム血症　要注意　食事・生活指導が必要となる

図4 血清カリウム値の目安

　また、高カリウム血症の原因には、患者本人に管理に委ねたことによる場合と医療従事者側に管理責任がある場合とがあります **図3**。高カリウム血症は、とくに代謝性アシドーシスや降圧薬との関係も深いため **表3**、患者への食事調査のみならず全身の状況を把握する必要があります **図4**。高カリウム血症は命に直結しているので、日ごろから十分な観察と指導をすることが求められます。

引用・参考文献

1）キッセイ薬品工業．"透析レシピ"．笑顔でいきいき透析新ライフ．秋澤忠男監修．（https://www.kissei.co.jp/dialysis/recipe/point.html，2024年9月閲覧）．

カリウムのはたらき

医療法人社団仁明会おさふねクリニック 栄養科 顧問　**市川 和子**（いちかわ・かずこ）

● **体の中のどこにある？**

　カリウム（K）は成人の体内に約200g存在しています。大部分は細胞内に存在します。カリウム量は腎臓での再吸収の調節によって維持されており、血中のカリウム濃度は3.6～5.0mEq/Lに保たれています。

● **細胞内でのはたらき**

　カリウムは、細胞外液に多いナトリウム（Na）と相互に作用しながら、細胞の浸透圧を維持したり、水分を保持したりするのに重要な役割を果たしています。そのほか、酸塩基平衡の維持や、神経刺激の伝達、心臓機能や筋肉機能の調節、細胞内の酵素反応の調節などのはたらきをしています。

● **腎臓でのはたらき**

　カリウムは腎臓でのナトリウムの再吸収を抑制して、尿中への排泄を促進します。そのため血圧を下げる効果があることから、近年は高血圧の患者さんに対してはカリウム食が推奨されています。

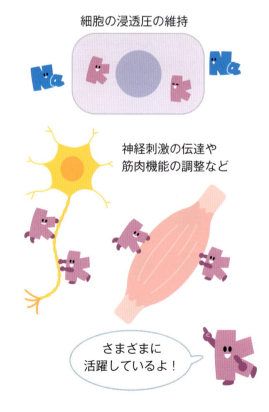

細胞の浸透圧の維持

神経刺激の伝達や筋肉機能の調整など

さまざまに活躍しているよ！

カリウムをとりすぎるとどうなるか

医療法人社団仁明会おさふねクリニック 栄養科 顧問　**市川 和子**（いちかわ・かずこ）

●カリウムをとりすぎると高カリウム血症になる

腎臓の機能が低下している場合は、カリウム（K）の過剰摂取に注意が必要です。カリウムは大部分が尿中に排泄されますが、透析患者さんでは無尿の人が多いため、カリウムがうまく排泄されず、高カリウム血症になります。

●高カリウム血症になると

高カリウム血症になると筋収縮が調節できなくなり、四肢のしびれや心電図異常などの症状が現れ、重篤な場合は心停止を起こすこともあります。

透析患者さんでは、透析前カリウム値は5.5mEq/L以下が目標とされています。

●カリウムは少ないほどいいの？

激しい嘔吐や下痢の場合、利尿薬・降圧薬の長期使用の場合などでは、カリウムの排泄量が増し、欠乏することがあります。カリウムが欠乏すると、脱力感、筋力低下、食欲不振、骨格筋の麻痺などが発症します。

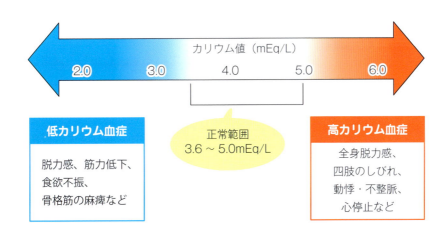

カリウムを減らす工夫

医療法人社団仁明会おさふねクリニック 栄養科 顧問　市川 和子（いちかわ・かずこ）

●切り方・茹で方などにも注意する

　カリウム（K）は野菜やくだものに多く含まれていますが、調理の工夫によって半分以下に減少させることもできます。切り方、茹で方などによってカリウム量が変わり、細かく切るほど、茹で時間が長いほどカリウムは減少します。

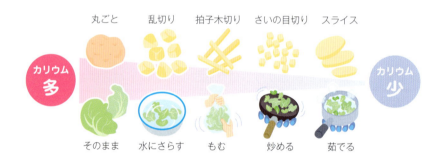

●低カリウムの野菜・くだものを利用する

　近年は低カリウム野菜やくだものの生産も行われています。販売されているお店を探して利用するとよいでしょう。

●調味料を確認する

　透析患者さんの多くは減塩するように指導されています。しかし、減塩調味料のなかには低ナトリウムかつ高カリウムの調味料もあり、成分の確認が必要です。

●高カリウム血症の原因を探る

　使用している薬剤が原因で高カリウム血症になるケースもあります。医療従事者による管理が必要な場合もありますので、協力して治療を行っていきましょう。

5

外食・中食・間食の工夫

東京女子医科大学病院 栄養管理部　**石井 有理**（いしい・ゆり）

栄養成分表示の見方

栄養成分表示とは

　食事療法のなかで重要な点は、「どのくらいの栄養をとっているか」「必要な栄養量を充足しているか」を把握することです。そこで必要となってくるのが、栄養成分表示です[1]。栄養成分表示は、容器包装を開かない状態でも容易に見ることができるように、容器包装の見やすい場所にかならず表示されています。罫線で囲まれた表もあれば、枠をつけない場合もあります。

食品単位を確認

　栄養成分表示で注意が必要な部分は「食品単位」です。販売される状態における可食部分100g、もしくは100mL、または1食分、1包装など表示はさまざまであり、食べる量と記載されている量が異なる場合、計算しなおす必要があります。また、1食分と表示する場合はその量（g、mL、個数など）が併せて記載されます。ただし、この場合の1食分の量は事業者などが定めた量となります。

表示項目と順番

　栄養成分表示には、かならず表示しなければならない基本5項目があり、順番も定められています 図1 。以前まで、食塩についてはナトリウム（Na）のみの表示でも可能でしたが、現在はナトリウムのみの表示は禁止となっており、食塩相当量に換算して表示されます 図2 。その際も食品単位を確認しましょう。

栄養成分表示 （1 包装あたり）	
熱量	206kcal
たんぱく質	3.3g
脂質	4.4g
炭水化物	35.9g
食塩相当量	1.1g

図1 栄養成分表示の例

$$\text{食塩相当量(g)} = \text{ナトリウム(mg)} \times 2.54 \div 1{,}000$$

図2 ナトリウムから食塩相当量への換算式

0（ゼロ）と表示できる基準

　食品100g、または100mLあたり、該当する栄養成分などの量が基準値未満の場合には「0」と表示することができます。0ではありますが、含まれていないわけではありません。

　例えば、エネルギー（熱量）は当該食品100g（清涼飲料水などでは100mL）あたり5kcal未満であれば「カロリー0」と表示できます。そこで、0kcalの清涼飲料水を500mL摂取した場合のエネルギーを考えます。食品単位100mLあたり0kcalの表示であった場合でも、それを500mL摂取した場合の熱量は25kcal近くになる可能性もあります。「0kcal」と表示されているもののなかには、確実に「0」でない食品もあるので、多量の摂取には十分注意が必要です。

外食の工夫

外食とは

　外食とは、レストランや食堂などの飲食店やファストフード店、喫茶店、居酒屋などでの食事を指します。炭水化物や脂質が多く、栄養の偏りがある食事も少なくありません。また、万人に受け入れられるように食塩含有量などが多いことも特徴です。透析患者においては、血圧のコントロールのため、そして飲水過剰を避けるために、減塩がポイントとなります。外食ではどのような選び方が必要かみていきましょう。

外食のメニュー選びのポイント

■ 丼ものを避け、定食型を意識する

　丼ものは、ご飯にたれやソースなどがしみ込んでしまいます。余分な食塩を摂取してしまうため、天丼なら天ぷら定食、牛丼なら牛皿定食、かつ丼ならとんかつ定食というように、主食と主菜が別々になっている定食型のものを選びましょう。

■ 汁もの、漬けもの類を避ける

　汁もの、漬けもの類を食すと、とにかく食塩量が過剰となります。残すことが前提となっ

てしまいますが、摂取して得られる栄養よりも摂取したことによるリスクのほうが大きくなってしまいます。

■ 味つけされていない料理を選ぶ

ホイコーローやチンジャオロースのように味つけされているものではなく、餃子や春巻きなど、自身で調味料を調整できるもののほうが食塩量を抑えられます。とくに中華料理は油の使用量も多いです。エネルギーアップには適していますが、食塩過剰の場合が多いため、酢やからしなどを活用して、減塩を心がけましょう。

■ 味のついていない主食を選ぶ

おこわや混ぜご飯、チャーハンなど、主食に味がついている場合は食塩過剰となってしまうため、注意が必要です。白米を選んでください。

■ めん類は控える

そばやうどんの場合、あたたかいつゆに入ったものより、つけめんのほうが食塩量を抑えられます。えびやきす、とり肉などの天ぷらやかき揚げが追加できるとなおよいです。

頻度にも注意

さまざまな工夫がありますが、外食に関しては頻度も重要です。頻度が多いとコントロールはむずかしくなります。まずは現在の回数から1、2回減らすことも必要です。また、チェーン店などではむずかしいかもしれませんが、行きつけの店舗があれば、食塩を少なくしてもらえないかどうかを店員に尋ねてみるのもよいでしょう。

中食の工夫

中食とは

中食とは、コンビニエンスストア、スーパーマーケットなどで弁当や総菜などを購入したり、外食店のデリバリーなどを利用したりして、家庭外で商業的に調理・加工されたものを購入して食べる形態の食事を指します[2]。現在では完成された料理を冷凍した商品もあり、手軽さ、種類の豊富さ、さらにはおいしさがあって、利用する人は多いと思います。

中食のメニュー選びのポイント

中食は、外食と同様にリピートすることが必要なため、万人受けするような濃い味つけも少なくありません。そのため、組み合わせ方が大切です。イメージしたいのは、主食、

透析ケア　2024年　冬季増刊　**261**

主菜、副菜の組み合わせです。主食（ご飯、パン、めん類）でエネルギーを確保し、主菜（肉、魚、卵、だいず類）でたんぱく質とさらなるエネルギーをとり、副菜（おひたしやサラダなど）で体の調子をととのえてくれるビタミン、ミネラル、食物繊維を摂取します。

■ **主食の選び方**

主食は、味のついていないご飯がいちばんよいでしょう。おにぎりは具だけでなく、周りにも食塩がついています。具なしでも食塩量が多いので気をつけましょう。めん類なら、あたたかいつゆの中に入っためんではなく、つけめんを選びます。

■ **主菜の選び方**

煮ものより焼きもの、炒めものなどを選び、食塩量を減らしましょう。ホットスナック（コンビニエンスストアのレジ横にある食べもの）は、食塩は多いですが、油を使った料理が多いためエネルギーアップにもつながります。おやつ的な感覚ではなく、食事の一品として利用しましょう。

ただ、フランクフルトやハムカツなどは加工品で、腸管からの吸収がかなりよい無機リンが多く含まれているため、控えたい食品です。さらに、ポテトフライやハッシュドポテトのようないもを使用した食品はカリウム（K）が多く、たんぱく質も少ないため、こちらも控えたいものといえます。から揚げやフライドチキン、メンチカツなど、素材をそのまま調理したものを選びましょう。

■ **副菜の選び方**

カリウムが多いため生野菜は敬遠されがちですが、カット野菜は衛生管理マニュアルに基づいて製造されており、洗浄の過程でカリウムはある程度減少しています。そのため、おひたしや温野菜があればそちらをおすすめしますが、生野菜も適度に取り入れてほしい食品です。ただし、サラダといってもポテトサラダやかぼちゃサラダはカリウムが多く、摂取量には注意が必要です。

間食の工夫

間食とは

間食というと、糖質や脂質が多く肥満の原因となったり、脂質異常症につながったりするといったマイナスイメージが強い人も多いと思います。しかし、透析患者にとって間食は重要であり、「補食」の時間と考えます。透析中だけでなく、通院の時間、穿刺や返血・止血の時間など考慮すると、どうしても食事の時間に影響してきます。遅い時間に食事を

とると次の食事を食べられなくなるため、1食は軽食や欠食としている人も少なくありません。また、高齢者は食事量自体が少なく、1日3食摂取していても必要栄養量を充足できない人もいます。そのため、透析患者には間食を勧めています。

おすすめの間食 表1 [3]

■ たんぱく質が入ったもの

血液透析（hemodialysis；HD）でも腹膜透析（peritoneal dialysis；PD）でも、透析を行うとアミノ酸が抜けていきます。アミノ酸は筋肉の原料にもなるため、アミノ酸のもととなるたんぱく質が入っているものを選びましょう。

■ エネルギーを確保できるもの

たんぱく質を効率的に使うためには十分なエネルギーが必要です。エネルギーをしっかりと確保できるものを選びましょう。

■ 食塩量が少ないもの

血圧や水分のコントロールのためには減塩が必要です。食塩量が多くない食品を選ぶように伝えましょう。

■ 脂質が少ないもの

洋菓子のなかには脂質（油）の多い食品があります。とくに揚げてあるものやホイップクリームなどが多量に使用されているものは、腹もちがよく、次の食事の時間になってもお腹が空きにくいものです。そのため食事量が少なくなってしまう場合があり、注意が必要です。

表1 おすすめの間食（文献3を参考に作成）

		エネルギー (kcal)	たんぱく質 (g)	脂質 (g)	カリウム (mg)	リン (mg)	食塩 (g)
カステラ	1切れ50g	157	3.3	2.2	43	43	0.1
どらやき	1個90g	263	5.4	2.5	108	70	0.4
カスタードクリーム入りワッフル	1個40g	96	2.6	2.8	64	60	0.1
マドレーヌ	1個50g	211	2.7	11.6	37	34	0.3
練りようかん	1切れ60g	173	1.9	0.1	14	19	0
水ようかん	1切れ65g	109	1.5	0.1	11	15	微量

第5章 食事指導

5 外食・中食・間食の工夫

宅配食のススメ

宅配食とは

　患者やその家族から、食事療法の悩みを聞くことがあります。よく相談を受けるのが「調理が疲れる」「栄養などを考えながらつくるのが面倒」「何を食べてよいかわからない」といった内容です。調理にも体力が必要ですし、カリウムやリン（P）、食塩量などを気にしながらメニューを考えるのはたいへんです。

　そんな状況下で上手に利用したいのが宅配食です。現在、多くの宅配食の会社があり、エネルギー調整食、たんぱく質調整食、やわらか食（高齢者用）など種類もさまざまです。カリウムやリン、水分まで考慮された透析食を扱っている会社もあります。

宅配食の注意点

■ たんぱく質調整食≠透析食

　宅配食には注意点が二つあります。一つ目は、「たんぱく質調整食は透析食ではない」ということです。腎臓病という観点からたんぱく質調整食を選んでしまう人もいますが、透析ではアミノ酸が抜けていくため、たんぱく質の確保は必須です。透析食が販売されていない場合にはエネルギー調整食を選び、おひたしなどの副菜にごま油やオリーブオイルなどを追加して、エネルギーアップを図ります。1食の量がたんぱく質調整食でちょうどよい場合には、油あげや豆腐などを「ちょい足し」するといった工夫をして、たんぱく質を確保します 表2 [4]。

表2 ちょい足しに役立つだいず製品の栄養素（文献4を参考に作成）

	使用量 (g)	エネルギー (kcal)	たんぱく質 (g)	脂質 (g)	カリウム (mg)	リン (mg)	食塩 (g)	水分 (g)
絹豆腐	100（1/3丁）	56	5.3	3	150	68	－	88.5
木綿豆腐	100（1/3丁）	73	6.7	4.9	110	88	－	85.9
生揚げ	50（1/4丁）	72	5.4	5.4	60	75	0	38.0
油揚げ	20（1枚）	76	4.7	6.9	17	70	0	8.0
高野豆腐	17（1個）	84	8.6	5.8	6	139	0.2	1.2
がんもどき	100（1個）	223	15.3	17.8	80	200	0.5	63.5

■ 食塩量を確認する

　二つ目は、食塩量をしっかりと確認することです。宅配食は基準が決まっているわけではありませんので、生活習慣病予防を意識したものなどのなかには、1食の食塩含有量が3g以上といった場合もあります。選択する際には注意が必要です。

引用・参考文献
1）東京都保健医療局健康安全部食品監視課. 栄養成分表示ハンドブック：食品表示基準に基づく栄養成分表示の方法等.（https://www.hokeniryo.metro.tokyo.lg.jp/shokuhin/hyouji/kyouzai/files/eiyouseibun_handbook.pdf，2024年9月閲覧）.
2）厚生労働省. e-ヘルスネット［情報提供］：生活習慣病予防のための健康情報サイト.（https://www.e-healthnet.mhlw.go.jp/information/，2024年9月閲覧）.
3）牧野直子監修. “菓子・飲料：洋菓子、和菓子①”. 腎臓病の食品早わかり. 第3版. 東京, 女子栄養大学出版部, 2022, 139-41.
4）文部科学省. 日本食品標準成分表2020年版（八訂）.（https://www.mext.go.jp/a_menu/syokuhinseibun/mext_01110.html，2024年9月閲覧）.

MEMO

栄養成分表示の見方

東京女子医科大学病院 栄養管理部　**石井 有理**（いしい・ゆり）

食事療法成功のために

食事療法では、どのくらいの栄養がとれているかを把握することが重要であり、栄養成分表示を理解すると計算が楽になります。栄養成分表示は容器包装の見やすい場所にかならず表示されています。

食品単位を確認

注意が必要な部分は「食品単位」です。販売される状態における可食部分100g、もしくは100mL、または1食分、1包装などが表示されているため、食べる量と記載されている量が異なる場合は計算します。

表示項目と順番

栄養成分表示には、かならず表示しなければならない基本5項目があります 図 。食塩については、以前までナトリウム表示でも可能でしたが、現在はナトリウムのみの表示は禁止となっています。食塩相当量に換算して表示されていますが、その際も食品単位を確認しましょう。

栄養成分表示 （1 包装あたり）	
エネルギー	206kcal
たんぱく質	3.3g
脂質	4.4g
炭水化物	35.9g
食塩相当量	1.1g

図 栄養成分表示の例

「0」（ゼロ）と表示できる基準

食品100g、または100mLあたりに該当する栄養成分などの量が基準値未満の場合には、「0」と表示することができます。つまり、0kcalと表示されている場合でも、なかには確実に「0」でないものがありますので、多量の摂取には十分注意が必要です。

外食の工夫

東京女子医科大学病院 栄養管理部　**石井 有理**（いしい・ゆり）

外食ってどんなもの？

　外食とは、レストランや食堂などの飲食店やファストフード店、喫茶店、居酒屋などでの食事を指します。炭水化物や脂質の過剰など、栄養に偏りがある場合も多いです。食塩含有量も多いので、血圧のコントロールや飲水過剰を避けるため、減塩が必須となります。

メニュー選びのポイント

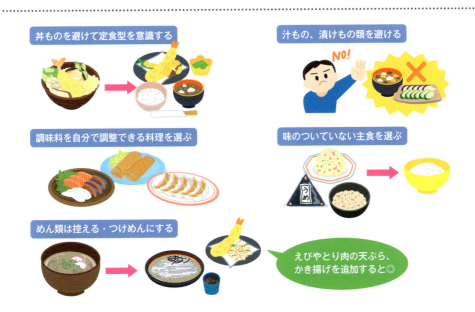

利用回数を減らす・減塩の依頼も効果的

　さまざまな工夫がありますが、外食に関しては頻度も重要です。現在の利用回数よりすこし減らすなどするのもよいでしょう。また、行きつけのお店などがあれば、食塩量を少なくしてもらえるよう、お店の人にお願いしてみるのも一つの方法です。

中食の工夫

東京女子医科大学病院 栄養管理部　石井 有理（いしい・ゆり）

中食ってどんなもの？

　中食とは、コンビニエンスストア、スーパーマーケットなどで弁当や総菜などを購入したり、デリバリーなどを利用して家庭外で商業的に調理・加工されたものを購入したりして食べる形態の食事を指します[1]。外食同様、食塩量が多い点に注意が必要です。主食・主菜・副菜の組み合わせを意識します。

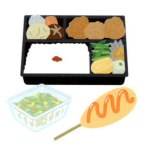

メニュー選びのポイント

●主食

　味のついていないご飯がいちばんのおすすめです。おにぎりはご飯部分にも食塩が加えられています。具なしでも食塩量が多いので気をつけましょう。めん類から選ぶときは、あたたかいつゆに入ったものではなく、つけめんを選ぶとよいでしょう。

●主菜

　煮ものより焼きもの、炒めものなどを選ぶと食塩量を減らせます。コンビニエンスストアのレジ横にあるホットスナックは、食塩量は多いですが、油を使った料理が多いためエネルギーアップにもつながります。おやつではなく、食事の一品として利用してください。

●副菜

　生野菜はカリウムが多いため敬遠されがちですが、カット野菜は洗浄の過程でカリウムがある程度減少しています。ただし、サラダといってもポテトサラダやかぼちゃサラダはカリウムが多いため、摂取量には注意が必要です。

引用・参考文献
1）厚生労働省．e-ヘルスネット［情報提供］：生活習慣病予防のための健康情報サイト．（https://www.e-healthnet.mhlw.go.jp/information/，2024年9月閲覧）．

間食の工夫

東京女子医科大学病院 栄養管理部　**石井 有理**（いしい・ゆり）

間食ってどんなもの？

透析病院への通院が食事時間に影響する場合は多く、1食は軽食や欠食とする人も少なくありません。また高齢者は食事量自体が少なく、1日3食摂取していても必要栄養量を充足できない人がいます。透析患者さんの間食は栄養補給に必要な「補食」であり、そのため、透析患者さんには間食することを勧めています。

おすすめの間食

● たんぱく質が入ったもの

血液透析（HD）でも、腹膜透析（PD）でも、透析をすると体内からアミノ酸が抜けていきます。たんぱく質は筋肉の原料にもなるので、たんぱく質を含む食品を選びましょう。

● エネルギーを確保

たんぱく質を効率的に使うためには、十分なエネルギーが必要です。エネルギーをしっかりと確保できるものがおすすめです。

● 食塩量に注意

血圧や水分のコントロールのために、食塩量が多くないものを選びましょう。

● 脂質量に注意

間食には脂質（油）の多いものもあります。揚げてあるものやホイップクリームなどが多量に使用されているものは腹もちがよく、次の食事の時間になってもお腹が空かず、食事量が減ってしまう場合があるため注意が必要です。

> **おすすめの間食は……**
> ・カステラ（1切れ 50g）　・どらやき（1個 90g）　・マドレーヌ（1個 50g）
> ・カスタードクリーム入りワッフル（1個 40g）
> ・練りようかん（1切れ 60g）　・水ようかん（1切れ 65g）

宅配食のススメ

東京女子医科大学病院 栄養管理部　**石井 有理**（いしい・ゆり）

宅配食ってどんなもの？

　透析患者さんやご家族から「調理が疲れる」「栄養を考えるのが面倒」「何を食べてよいかわからない」など、食事療法の悩みをよく聞きます。調理にも体力が必要ですし、カリウム（K）やリン（P）、食塩量などを気にしながらメニューを考えることはたいへんです。

　そんな状況下で上手に利用したいのが、栄養バランスを考えた調理済みの食事を自宅に届けてもらう宅配食です。減塩はもちろん、カリウムやリンまで考慮された透析食を扱う会社もあり、おすすめです。

宅配食の注意点

●栄養調整食の選び方

　透析患者さんは、たんぱく質調整食を選ぶとたんぱく質が不足してしまいます。その場合は、油揚げや豆腐などを「ちょい足し」してたんぱく質を確保してください。透析食がない場合はエネルギー調整食を選び、おひたしなどの副菜にごま油やオリーブオイルなどを追加して、エネルギーアップを図るとよいでしょう。

●食塩量の確認

　宅配食は基準が決まっているわけではありません。そのため、生活習慣病予防を意識した商品などのなかには、1食に含まれる食塩量が3g以上といったものもあります。選択する際には注意が必要です。

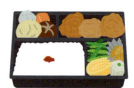

6

飲酒・喫煙の注意

東京女子医科大学病院 栄養管理部　**石井 有理**（いしい・ゆり）

アルコールと透析患者

医師の許可があれば飲酒可

透析患者のアルコール摂取についての対応は、患者の状態によって異なります。糖尿病や膵臓疾患、肝疾患、痛風、高血圧、脂質異常症などがある場合は、治療のために禁酒を指示されることがあります。また、透析間の体重増加量が多い場合や、降圧薬などを服用している場合も治療に影響することがあるので、かならず主治医の許可が必要です。

なお、飲酒制限がないからといって、好きなだけ飲んでよいわけではありません。医師に飲酒の許可を得た際に気をつけてほしい四つのポイントについて解説します。

飲酒する際のポイント

■ **お酒も水分**

自尿がほとんどない人であれば「飲水量＝透析間の体重の増加」となります。そのような患者では、服薬時の水分量はもちろん、食材や料理に含まれる水分量にも注意が必要となります。お酒ももちろん例外ではありません。お酒の量も飲水量に含み、医師から指示のあった飲水量で抑えるようにしてもらいます。1回で摂取するお酒の量を測り、それ以上酒量が増えないよう事前に用意することも工夫の一つです。

■ **純アルコール量に注目**

アルコール量というと、一般的には「ビールを何杯飲んだか」やアルコール度数で判断しますが、厚生労働省は体への影響はお酒に含まれるアルコールの量（純アルコール量）で把握することとしています[1]。純アルコール量は、飲んだお酒の量とそのお酒のアルコール度数を掛け、さらにアルコール比重（0.8）を掛けて算出します 図 。なお、厚生労働省は「節度ある適量な飲酒」として、1日平均純アルコール量約20g程度を推奨しています[2]。

$$純アルコール量 = 飲んだお酒の量(mL) × アルコール度数(度数/100) × 0.8〔アルコール比重〕$$

図 純アルコール量の求め方

■ おつまみには要注意

お酒のおつまみは、基本的に食塩を多く含むものが多いのが特徴です **表1** [3]。また、お酒には食欲増進作用があります。通常よりも摂取量が増えてしまい、食塩過剰となる場合もありますので気をつけなければなりません。お酒は、おつまみではなく夕食をとりながらたしなむとよいでしょう。

■ 栄養制限のある人は種類と量に注意

果実酒やワイン、黒ビールなどはカリウム（K）が多いです。ワインはぶどうを発酵させてつくったお酒ですし、ビールは大麦を発酵させてつくったお酒と考えると、カリウムが多いのは納得です。また、黒ビールはリン（P）の含有量も多いです。さらに、カクテルに使用されるリキュールやシロップ類、「糖類ゼロ」のチューハイなどには、食品添加物が使用されています。それらは腸管からの吸収率がかなりよい無機リンであるため、血液中のリン値が高い人は注意が必要です。

お酒はエネルギーもしっかりとあります。アルコールには1gあたり7.1kcalのエネルギーが含まれます。種類によって異なりますが、炭水化物やたんぱく質由来のエネルギーも加わります **表2** [3]。医師からエネルギー制限を指示されている場合は、量にも注意しなくてはなりません。

表1 おつまみの栄養素（文献3を参考に作成）

		エネルギー (kcal)	たんぱく質 (g)	カリウム (mg)	リン (mg)	食塩 (g)
ミックスナッツ	20g	129	3.6	126	83	0.1
さきいか	20g	54	6.8	46	86	1.4
チーズ入りたら	20g	69	4.0	未測定	未測定	0.6
ねぎま・たれ	45g（1本）	74	5.5	147	62	0.4
つくね・たれ	40g（1本）	95	7.5	145	61	0.4
レバー・たれ	35g（1本）	53	7.4	158	139	0.4
スモークチーズ	7g（1個）	25	1.4	未測定	未測定	0.2
カマンベールチーズ	25g	73	4.4	30	83	0.5

透析ケア　2024年 冬季増刊

表2 アルコール類の栄養素（文献3を参考に作成）

		エネルギー (kcal)	たんぱく質 (g)	脂質 (g)	カリウム (mg)	リン (mg)	食塩 (g)
ビール	200mL	79	0.4	0	69	30	0
日本酒	180mL（1合）	193	0.5	0	9	13	0
赤ワイン	100mL	68	0.2	微量	110	13	0
白ワイン	100mL	75	0.1	微量	60	12	0
ウイスキー	30mL	68	0	0	微量	微量	0

飲酒についての指導

　一般的には、週に2日間程度の休肝日をつくることが推奨されています。また、飲酒をやめられなかったり、減らせなかったりする患者は、飲酒しなければならない状況にあるのかもしれません。そのような患者がいたら、何か困りごとはないかどうかの確認が必要です。

　厚生労働省から『あなたが決める、お酒のたしなみ方』[4]という、お酒を減らすのに役立つ冊子が公開されています。ぜひ活用してみましょう。

禁煙のススメ

慢性腎臓病患者は禁煙が必須

　喫煙は動脈硬化を促進し、有害物質や血流への影響などによって慢性腎臓病（chronic kidney disease；CKD）の危険因子になるため、どのステージにおいても禁煙が推奨されています。そして透析患者の喫煙は、心筋梗塞や脳梗塞などの重篤な疾患の発症リスクを高めます。

2種類の依存

　禁煙を阻む要因はニコチン依存と心理・行動的依存の2種類があります。前者はそのままの意味であり、たばこ煙に含まれる依存性薬物ニコチンによる身体的依存です。後者はたばこを吸うことが日常生活に組み込まれて習慣化した精神的依存です。栄養指導でも、たばこをやめようとがんばっていたが、口さみしくなり間食が増えてしまったため、また

第5章　食事指導

6　飲酒・喫煙の注意

たばこを再開した、というケースがありました。禁煙を意識していることはとてもよいことだと賞賛したうえで、「気を紛らわすために、シュガーレスのガムをかむのはどうでしょう」など代替案を提示することが大切です。

引用・参考文献
1) 厚生労働省. 健康日本21（アルコール）. (https://www.mhlw.go.jp/www1/topics/kenko21_11/b5f.html, 2024年9月閲覧).
2) 厚生労働省. e-ヘルスネット［情報提供］：生活習慣病予防のための健康情報サイト. (https://www.e-healthnet.mhlw.go.jp/information/, 2024年9月閲覧).
3) 牧野直子監修. 腎臓病の食品早わかり. 第3版. 東京, 女子栄養大学出版部, 2022, 192p.
4) 厚生労働省. e-健康づくりネット：健康づくり支援担当者のための総合情報サイト. (https://e-kennet.mhlw.go.jp/, 2024年10月閲覧).
5) 腎疾患重症化予防実践事業生活・食事指導マニュアル改訂委員会編. "カテゴリ別指導マニュアル・アルゴリズム利用法". 慢性腎臓病生活・食事指導マニュアル：栄養指導実践編. 日本腎臓学会監修. 東京, 東京医学社, 2015, 45-51.

MEMO

お酒は飲んでもよいの？

東京女子医科大学病院 栄養管理部　**石井 有理**（いしい・ゆり）

飲酒は「絶対だめ！」ではないけれど……

　糖尿病や膵臓・肝臓疾患、痛風、高血圧、脂質異常症などがある場合、治療のために禁酒を指示される場合があります。透析間の体重増加が多い場合や、降圧薬などを服用していてアルコールの影響を受ける場合も飲酒の制限が必要になります。お酒を飲んでもよいかどうかについては、かならず主治医に確認してください。

　もし飲酒制限がない場合でも、好きなだけ飲んでよいというわけではありません。以下の点に注意が必要です。

●お酒も水分であることに注意！

　お酒も飲水量に含まれます。医師から指示されている飲水量に抑えなければなりません。1回で摂取するお酒の量を測り、それ以上増えないよう、事前にその日に飲むお酒を用意することも工夫の一つです。

●純アルコール量に注目！

　厚生労働省は、お酒の摂取量について「純アルコール量」で把握することを推奨しています。「純アルコール量」とは、お酒に含まれるアルコールの量のことです。厚生労働省は、「節度ある適量な飲酒」の1日平均純アルコール量は20g程度としています 図 。一般的には、週に2日間程度の休肝日をつくることも推奨されています。ただし、水分量には注意が必要です。

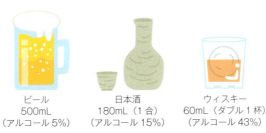

ビール　　　　　日本酒　　　　　ウィスキー
500mL　　　180mL（1合）　60mL（ダブル1杯）
（アルコール5%）（アルコール15%）（アルコール43%）

図 純アルコール量20g程度の例

上手に飲酒するポイント

東京女子医科大学病院 栄養管理部　**石井 有理**（いしい・ゆり）

おつまみには要注意

　お酒のおつまみは基本的に食塩量が多いです。さらにお酒には食欲増進作用があります。おつまみではなく、食事とともにお酒をたしなむとよいでしょう。

栄養の制限のある人へ

　果実酒やワイン、黒ビールなどはカリウム（K）が多いです。また、黒ビールやカクテル、「糖類ゼロ」といわれているアルコール飲料などには食品添加物（無機リン）が使用されています 表 。カリウム制限やリン（P）制限のある人は注意して選んでください。

　お酒は、その中に含まれる炭水化物やたんぱく質だけでなく、アルコールそのものにもエネルギーがあります。エネルギー制限を指示されている人は、摂取量にも注意しましょう。

表 アルコール類の栄養素（文献1を参考に作成）

	ビール 200mL	日本酒 180mL（1 合）	赤ワイン 100mL	白ワイン 100mL	ウイスキー 30mL（シングル 1 杯）
エネルギー	79kcal	193kcal	68kcal	75kcal	68kcal
たんぱく質	0.4g	0.5g	0.2g	0.1g	0g
脂質	0g	0g	微量	微量	0g
カリウム	69mg	9mg	110mg	60mg	微量
リン	30mg	13mg	13mg	12mg	微量
食塩	0g	0g	0g	0g	0g

引用・参考文献

1）牧野直子監修. "菓子・飲料：アルコール飲料". 腎臓病の食品早わかり. 第3版. 東京, 女子栄養大学出版部, 2022, 154-5.

禁煙のススメ

東京女子医科大学病院 栄養管理部　**石井 有理**（いしい・ゆり）

慢性腎臓病（CKD）の患者さんは禁煙が必須

　喫煙は動脈硬化を促進するほか、有害物質や血流への影響などによって、慢性腎臓病（CKD）の危険因子になります。そのため、どのステージにおいても禁煙が推奨されています。さらに、透析患者さんの喫煙は、心筋梗塞や脳梗塞などの重篤な疾患の発症リスクを高めます。

　また、喫煙は味覚障害をひき起こすともいわれています。味覚が鈍ると濃い味つけを求めるようになり、食塩摂取量が増加してしまいます。

禁煙はむずかしい！

　多くの患者にとって、禁煙は簡単なものではありません。禁煙を阻む要因には、ニコチン依存と心理・行動的依存の２種類があります。前者はそのままの意味で、たばこ煙に含まれる依存性薬物（ニコチン）による身体的依存です。後者はたばこを吸うことが日常生活に組み込まれ、習慣化した精神的依存です。

いっしょに禁煙を目指しましょう

　栄養指導の場でも「たばこをやめようとがんばっていましたが、口さみしくなり、間食が増えてしまいました。だからたばこを再開しました」というケースがありました。禁煙を意識するのはとてもよいことです。もし間食が増えてしまうようであれば、透析室スタッフに相談してください。シュガーレスのガムなどの代替案を提案できるかもしれません。

　ほかにも困ったことがあれば教えてください。いっしょに対策を考えましょう！

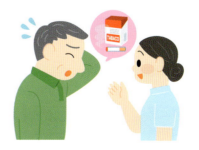

INDEX

欧文

spKt/V ································· 69

β_2ミクログロブリン（β_2-MG）········· 69

あ行

アドバンス・ケア・プランニング（ACP）
································· 33

アルブミン（Alb）····················· 69

飲酒 ································· 271

か行

外食・中食・間食 ····················· 259

下肢つり ····························· 202

かゆみ ······························· 186

カリウム（K）······················ 66, 140

カルシウム（Ca）····················· 68

感染症 ······························· 83

共同意思決定（SDM）················· 29

局所麻酔薬 ··························· 132

禁煙 ································· 273

筋けいれん ··························· 200

グリコアルブミン（GA）··············· 70

血液透析（HD）······················· 39

倦怠感 ······························· 193

降圧薬 ······························· 141

抗凝固薬 ····························· 133

抗菌薬 ······························· 142

高血圧 ································· 60

さ行

災害対策 ····························· 118

サイコネフロロジー ··················· 216

糸球体濾過量（GFR）················· 22

シャントトラブル ····················· 100

昇圧薬 ······························· 141

腎移植 ································· 41

腎性貧血 ··························· 139, 164

腎臓 ································· 14

腎代替療法（RRT）····················· 38

睡眠薬 ······························· 152

生活指導 ····························· 236

穿刺 ································· 90

た行

たんぱく質・エネルギー消耗状態（PEW）
································· 226

低栄養 ······························· 226

鉄代謝 ································· 68

透析アミロイドーシス ················· 208

ドライウエイト（DW）················· 52

な行

尿毒症 ································· 25

は行

バスキュラーアクセス（VA）··········· 90

皮膚掻痒症治療薬 ····················· 141

標準化蛋白異化率（nPCR）··········· 70

副甲状腺ホルモン（PTH）············· 68

腹膜透析（PD）······················· 40

不整脈 ······························· 211

ヘモグロビン（Hb）··················· 66

便秘 ································· 178

保存的腎臓療法（CKM）··············· 32

ま行

慢性腎臓病（CKD）··················· 21

慢性腎臓病に伴う骨・ミネラル代謝異常
（CKD-MBD）····················· 171

慢性腎不全（CRF）··················· 24

ら行

リン（P）····························· 68

資料ダウンロード方法

本書の資料は、WEB ページからダウンロードすることができます。以下の手順でアクセスしてください。

■ **メディカ ID（旧メディカパスポート）未登録の場合**

メディカ出版コンテンツサービスサイト「ログイン」ページにアクセスし、「初めての方」から会員登録（無料）を行った後、下記の手順にお進みください。

https://database.medica.co.jp/login/

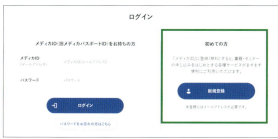

■ **メディカ ID（旧メディカパスポート）ご登録済の場合**

①メディカ出版コンテンツサービスサイト「マイページ」にアクセスし、メディカ ID でログイン後、下記のロック解除キーを入力し「送信」ボタンを押してください。

https://database.medica.co.jp/mypage/

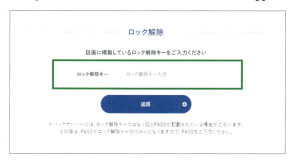

②送信すると、「ロックが解除されました」と表示が出ます。「ファイル」ボタンを押して、一覧表示へ移動してください。

③ダウンロードしたい資料のサムネイルを押すと「ダウンロード」ボタンが表示され、資料のダウンロードが可能になります。

ロック解除キー　　Lgt0uSi2Mn

＊WEB ページのロック解除キーは本書発行日（最新のもの）より 3 年間有効です。有効期間終了後、本サービスは読者に通知なく休止もしくは終了する場合があります。
＊メディカ ID・パスワードの、第三者への譲渡、売買、承継、貸与、開示、漏洩にはご注意ください。
＊ロック解除キーの第三者への再配布、商用利用はできません。データは研修ツール（講義資料・配布資料など）としてご利用いただけます。
＊図書館での貸し出しの場合、閲覧に要するメディカ ID 登録は、利用者個人が行ってください（貸し出し者による取得・配布は不可）。
＊雑誌や書籍、その他の媒体および学術論文に転載をご希望の場合は、当社まで別途お問い合わせください。
＊データの一部またはすべての Web サイトへの掲載を禁止します。
＊ダウンロードした資料をもとに作成・アレンジされた個々の制作物の正確性・内容につきましては、当社は一切責任を負いません。

The Japanese Journal of Dialysis & Caring
Touseki Care

透析ケア 2024 年冬季増刊（通巻 411 号）

指導が楽になる！ 患者の納得感が高まる！

透析ナースのための患者説明シート 98

2024 年 12 月 10 日発行	編　　集	花房 規男
	発 行 人	長谷川 翔
	編集担当	白石あゆみ・坂田果織・西川雅子
	発 行 所	株式会社メディカ出版
		〒 532-8588　大阪市淀川区宮原 3-4-30
		ニッセイ新大阪ビル 16F
		編集　　　　　　　電話：06-6398-5048
		お客様センター　　電話：0120-276-115（ご注文）
		E-mail　touseki@medica.co.jp
		URL　https://www.medica.co.jp/
	広告窓口	総広告代理店　株式会社メディカ・アド　電話：03-5776-1853
	編集協力	髙島美穂／吉井有美／芹田雅子
	組　　版	イボルブデザインワーク
	印刷製本	株式会社シナノ パブリッシング プレス

定価 本体 4,000 円＋税

ISBN978-4-8404-8319-3

乱丁・落丁がありましたら、お取り替えいたします。
無断転載を禁ず。
Printed and bound in Japan

本誌に掲載する著作物の複製権・翻訳権・翻案権・上映権・譲渡権・公衆送信権（送信可能化権を含む）は株式会社メディカ出版が保有します。
JCOPY ＜（社）出版者著作権管理機構 委託出版物＞
本書の無断複写は著作権法上での例外を除き禁じられています。複写される場合は、そのつど事前に、（社）出版者著作権管理機構（電話
03-5244-5088、FAX 03-5244-5089、e-mail：info@jcopy.or.jp）の許諾を得てください。